看護カンファレンス

川島みどり
日本赤十字看護大学名誉教授
健和会臨床看護学研究所所長

杉野 元子
看護組織開発研究所(MOTOCOM)

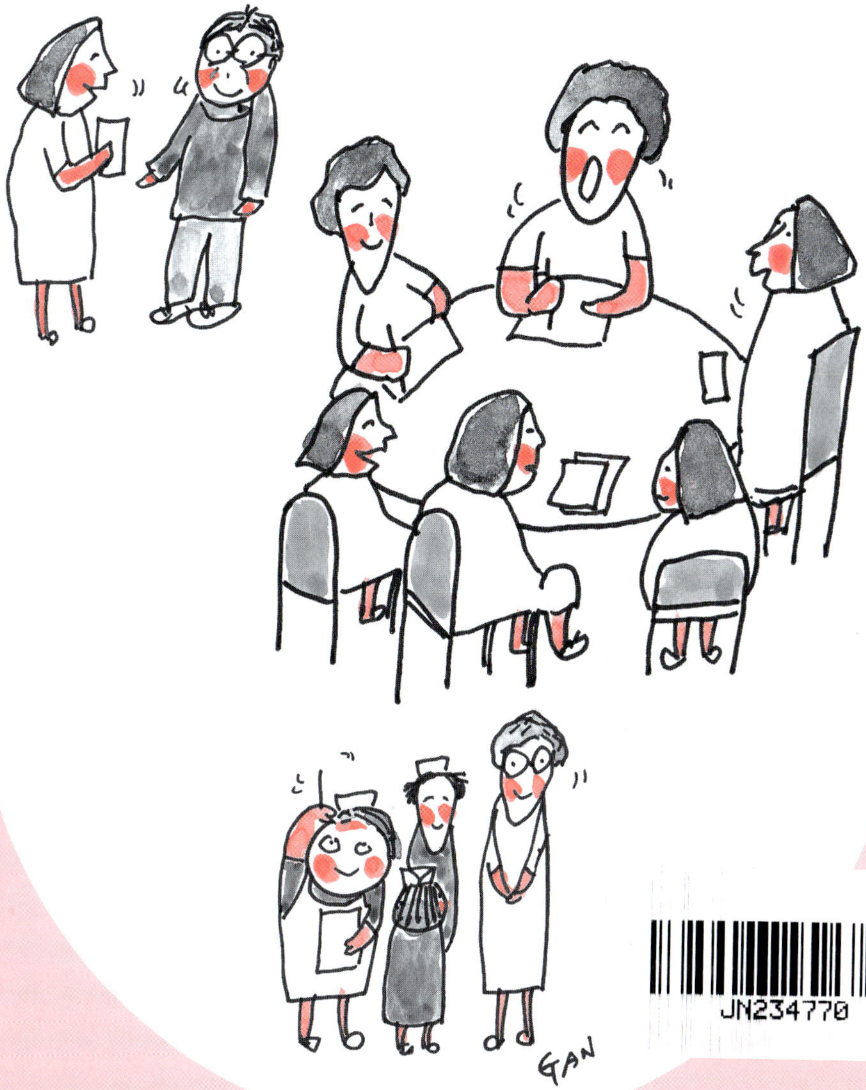

第3版

医学書院

■著者略歴

川島みどり ―――――――――――――――――――――――― Midori Kawashima

1951年日本赤十字女子専門学校卒業，同年，日本赤十字社中央病院に勤務。その後，日赤女子専門学校専任職員，日赤女子短期大学助手，日赤中央病院看護係長を経て，1971年退職。1965年東京看護学セミナーを結成。日赤退職以来，フリーの立場で看護研究に従事。基礎教育，卒後教育，院内現任教育にたずさわる。健和会臨床看護学研究所所長の傍ら，2003年日本赤十字看護大学教授，同学部長を経て2011年より同大学客員教授。
著書：『ともに考える看護論』（医学書院），『看護における安全性』（共著，医学書院），『目でみる患者援助の基本』（医学書院），『看護の自立』（勁草書房），『新訂生活行動援助の技術』（看護の科学社），『実践的看護マニュアル』（編著，看護の科学社），『自立と共生を語る』（共著，三輪書店），『看護記録用語事典』（中央法規出版），『看護管理覚え書』（医学書院），『看護の癒し―そのアートとサイエンス』（看護の科学社），『看護の技術と教育』（勁草書房），『学生のための ヒヤリ・ハットに学ぶ看護技術』（監修，医学書院），『新訂 キラリ看護』（医学書院）など多数。

杉野元子 ――――――――――――――――――――――――― Motoko Sugino

1963年関西学院大学社会学部卒業。兵庫青少年野外活動協会で勤労青少年のグループ作り，産業カウンセリングなどに従事した後，神戸新聞コミュニティー情報センターに移る。主婦のグループ作りや地域活動を行うなかで，1975年看護職とかかわりをもつ。
1980年仲間とともに地域活動研究所を設立。1992年看護集団に焦点を当てた活動を展開するため，看護組織開発研究所（MOTOCOM）を設立。現在にいたる。
著書：『看護チームの育成と運営』（共著，医学書院），『看護臨床指導のダイナミックス』（共著，医学書院），『看護現任教育』（共著，医学書院），（医学書院），『固定チームナーシング 第3版』（共著，医学書院），『固定チームナーシング事例集』（共編著，医学書院）『看護集団活動―組織の活性化とリーダーシップ 第3版』（看護の科学社），『看護チームリーダーハンドブック 第2版』（医学書院），など。
看護組織開発研究所：〒654-0162　兵庫県神戸市須磨区神の谷5-10-48
　　　　　　　　　TEL：078-791-4744（月～土 9：00－18：00）

看護カンファレンス

発　行	1984年 5月15日　第1版第1刷
	1993年 3月15日　第1版第11刷
	1994年 5月 1日　第2版第1刷
	2006年 7月15日　第2版第15刷
	2008年11月15日　第3版第1刷©
	2023年11月15日　第3版第13刷

著　者　　川島みどり・杉野元子
発行者　　株式会社　医学書院
　　　　　代表取締役　金原　俊
　　　　　〒113-8719　東京都文京区本郷1-28-23
　　　　　電話　03-3817-5600（社内案内）
印刷・製本　アイワード

本書の複製権・翻訳権・上映権・譲渡権・貸与権・公衆送信権（送信可能化権を含む）は株式会社医学書院が保有します。

ISBN978-4-260-00654-5

本書を無断で複製する行為（複写，スキャン，デジタルデータ化など）は，「私的使用のための複製」など著作権法上の限られた例外を除き禁じられています．大学，病院，診療所，企業などにおいて，業務上使用する目的（診療，研究活動を含む）で上記の行為を行うことは，その使用範囲が内部的であっても，私的使用には該当せず，違法です．また私的使用に該当する場合であっても，代行業者等の第三者に依頼して上記の行為を行うことは違法となります．

JCOPY　〈出版者著作権管理機構　委託出版物〉
本書の無断複製は著作権法上での例外を除き禁じられています．複製される場合は，そのつど事前に，出版者著作権管理機構（電話 03-5244-5088，FAX 03-5244-5089，info@jcopy.or.jp）の許諾を得てください．

第3版 序

　本書は初版から数えて24年，第2版からは14年を経ているといい，息長く本書を活用していただいたことへの感謝の気持ちでいっぱいである。初版時に新人だった方たちは，病院では看護管理の中枢で活躍されているだろうし，第2版の頃の新人は，押しも押されもしないエキスパートとしてご活躍のことと想像する。

　その間，看護を取り巻く環境の変化は一段と加速していることは，誰しも認めることだろう。とりわけ，人口の高齢化，疾病の重症化，そして医療技術の高度化，入院期間の短縮化は，病院の日々の看護業務ばかりではなく，在宅看護のありように影響を及ぼしている。プライマリナーシングの普及やクリティカルパスの導入なども，従来のカンファレンスの形を変える要因にもなっているようだ。また，IT化によって，正確な情報がすみやかに得られるシステムの確立・普及も，近年の医療現場の特記すべき変化である。このように，効率性という面では格段の進歩を認める一方，看護現場の様相は，かってない高速過密回転の状況になっていることも再三指摘されている。何よりも，当の看護師らが最も実感していることだろう。そうした状況にあるからこそ，チーム内の意思統一を図る看護カンファレンスの意義はますます重要であると思う。

　第1版では，看護レベルの向上とよりよい看護の実践を行うことをめざして，日課として定着している看護カンファレンスを有効に機能させるための具体的な方策と，カンファレンスの成功は職場の活性化に通じることを強調した。第2版では，深刻化する看護ヒューマンパワー不足を反映した職場環境を念頭に，限られた時間内で上手にカンファレンスを運営するにはどうすればよいかということについて，いっそう具体的な運営手法を述べた。また，職位や立場別のカンファレンス成功の要点についての加筆を行った。今回の改訂では，どのような看護提供方式であっても，「よりよい看護実践を行うためのスタッフ間の意思統一の重要性はいささかも変わらない」との初版以来の考え方を踏襲しながら，第2版当時にも増して変化した職場環境を念頭に，加筆修正を行った。しかし，患者に目を向けたよりよい看護実践への，一貫して変わらぬ看護師の思いは，初版時に協力いただいたありのままのカンファレンスの記録にも現れていて，今回もそのまま提示させていただいた。他の事例などをみても，真実は年月を経て迫力があり，看護の本質は変わらぬことを再確認した次第である。

　激化する環境の変化があっても，患者中心の思想を堅持して，年齢や疾患にかかわりなく，その人の個別性を尊重したケアを実践するという基本を，今後も忘れないようにしたい。よりよい看護実践の核ともなる，質の高いカンファレンスの定着をめざすうえで，本書がお役に立てれば幸甚である。

　関西と東京に距離を隔てていても，いつもツーカーで意思の疎通のできる関係を維持しながらの共著が，3度までも実現したことを心から喜びたい。最後に，医学書院看護出版部の品田暁子さんに心から感謝申し上げる。

2008年晩秋
川島みどり

第2版 序

　看護体制や看護提供方式の如何を問わず，チームでの仕事を成功させるためには，メンバーの意思統一こそ基本の鍵である．時間的にも複雑に入り組み，顔ぶれも決して一様ではない日々の業務の連続だからこそ，看護カンファレンスの重要性は一層強まるともいえよう．

　だが，日課としてのカンファレンスをもっているところは増えたが，それが有効に機能しているとはいえない状況もある．そこで初版では，看護カンファレンス本来の目的，すなわち看護レベルの向上と，よりよいケアを実践するために行うことを再確認し，そのようなカンファレンスの開催は，チームメンバーの成長を促し，職場の活性化にも役立つであろうことを強調した．そのうえで，多忙ななかで効率的に目標達成ができるための具体的方策についても詳述した．また，各所で行っているカンファレンスの診断をしながら，上手な運営の技術を身につけようと，実際のカンファレンス場面を再現しつつ述べた．

　初版の「看護カンファレンス」は，予想を超えて活用していただけた．それは，全国の看護師諸姉のカンファレンスへの熱意や疑問を大切にしようという，著者らの姿勢を受け止めていただけたからであろうと思う．

　その後，看護マンパワーの深刻な不足状態に直面し，カンファレンスの一形態でもある，申し送りの改善ないしは廃止の方向が，全国の職場に静かに浸透した．それにあわせて，ウォーキングカンファレンスの試行が各地で始まっている．また，看護特有の問題をアセスメントし，看護診断につなげるための学習も，臨床現場での看護師の関心を少なからずよんでいる．

　第2版では，このような看護と看護師をとりまく状況の変化をふまえ，ますますチーム内の意思統一の重要性を認識して，加筆修正を図った．前述したように，カンファレンスの基本を流れる考え方はいささかも変わらない．ただ，実際の研修や学習のお手伝いをする機会で得た，初版の不足部分を本書ではかなり補うよう努力したつもりである．

　煩雑な業務遂行のため，時間の余裕のないなかでのカンファレンスは，どのようなメンバーで行うにしても必ず成功させたい．そこで運営の技術は，より一層実践的な記述に留意した．そして，本書を活用してくださる方々の背景や立場を念頭に入れ，学生，臨床指導者と教師，師長といった立場別のカンファレンス成功の要点について新たに章を起こした．

　今回の改訂も初版同様，全国で日々真摯に生き生きと看護に取り組む，実に多くの看護師諸姉・看護学生の皆さんの協力が基礎にある．この場を借りてお礼を申し上げたい．また，ウォーキングカンファレンスの資料の提供と，一部執筆もしてくださった水河三保子さん，渡辺桂子さんに感謝する．医学書院の武田誠，湯原恒夫さんの尽力に対しても，心から謝意を述べたい．

　　　　　　　　1994年　アマからプロナースになる若い同僚を迎える日間近な春分の日に

　　　　　　　　　　　　　　　　　　　　　　　　　　　　　　　　　　　　著者ら

初版 序

　看護体制はさまざまな試行をへながら変遷してきた。医療技術の高度化は，看護師の仕事のありように大きく影響している。そうしたなかにあって，よりよい看護を追求しようと日々努力する看護師たちは，充実したケアを24時間継続して行うための意思統一を図る一手段として，多忙な業務の合間にカンファレンスをもっている。だが，その必要性は認めてはいても，なかなか，上手にもてない悩みがある。討議内容が十分ケアに生かせないといった実情を目にすることも再三ではない。

　著者らは，ひょうごナーシングLABでの出会い以来，それぞれの専門の立場から看護について語り合ううち，日常的に行われているカンファレンスの充実を図ることの意味について意見が一致した。そして，いくつかの施設のカンファレンスに立ち合い，どこに問題が所在しているかをそれぞれの立場で考えるうちに，カンファレンス運営の技術やリーダーの役割をはじめ，検討の姿勢や検討内容の共有についての意義と困難さなど，共通に認識することができた。

　忙しい看護の職場の実態をふまえて，同じ時間を割くならできるだけ効率的に行うことがのぞましい。しかしこれは，単にカンファレンスだけの問題ではなく，看護システムや病棟運営の問題とも深く関わっていること，何よりもそこに働く看護師の看護観が基本であることを承知したうえでの改善策でなければならない。

　そこで，そうした現状と問題点を整理して，少しでも現場の看護師の仕事に役立つことができればと思い，本書の執筆をはじめたのであった。さいわい，なまの事例をもとに，ありのままのカンファレンス場面の提供をしてくださるチームの協力を得ることができた。

　また，これまでのわが国の看護のあゆみのなかで，先進的な役割を果たした看護集団の業績から，多くのことを学ぶことができた。本書は，これらの施設の看護師諸姉の実践と協力によってできたともいえよう。

　第Ⅰ部では川島が，看護のカンファレンスでは何をどのように検討すべきか，共有すべきは何かについて述べた。カンファレンスの目的が開催することにあるのではなく，あくまでも看護ケアの向上とチームメンバーの成長にあることを願って……。第Ⅱ部では杉野が，カンファレンスの診断と運営の技術を中心に，限られた時間で上手に論議をするための方法について述べている。各章のなかに演習テーマが付されているので，院内教育や臨床指導の場で活用を図っていただきたい。付録はカンファレンスの分析の参考例である。看護上のコメントと進行上のコメント，ならびにそのときどきの参加者の思いを合わせて提示した。

　思いが先行して十分に意をつくしていない部分もあるが，実際に行われているあなたの職場のカンファレンスをふりかえる際の参考にしていただければありがたい。資料の提供を快くお許しいただいた各施設の方々に心から感謝する。また，東京・神戸のあいだの調整と，エンジンかかりのおそい2人を，にこにことやさしく励ましてくださった河田由紀子さん，ならびに制作の労をとってくださった伊藤直子さんに感謝する次第である。

1984年4月　花冷えの日に
著者ら

CONTENTS

第3版 序………3
第2版 序………4
初版 序………5

第1章　看護におけるカンファレンス　川島みどり

1．看護提供方式と看護カンファレンス―主体的に参加し実践するために……8
2．看護カンファレンスの種類………11
3．カンファレンスにみる問題点………12
4．カンファレンスの必要性………14
5．カンファレンスの目的………15
6．看護過程とカンファレンス………22
7．看護記録とカンファレンス………29
8．申し送りとカンファレンス………33
9．ウォーキングカンファレンス………35
10．ケースカンファレンスの実際………46
11．カンファレンスと職場の活性化………48

第2章　カンファレンスの基本要素　杉野元子

1．必須の道具としてのカンファレンス………60
2．カンファレンスの4つの要素………62
3．議題を明確にする………62
4．参加者の役割を果たす………67
5．まずよく聞く努力を………72
6．意見が対立するとき，どうする？………74
7．自由な雰囲気をつくる………75
8．司会の技術を身につける………79

第3章　カンファレンスの運営　杉野元子

1．カンファレンスの種類………83
2．司会の技術―①目的を明確にし，準備をする………86
3．司会の技術―②雰囲気を盛り上げる手立て………89
4．司会の技術―③感情をキャッチして討論を展開していく………91
5．記録の技術………110
6．運営の実際―忙しい，参加者が集まりにくい病棟での工夫………112

第4章　カンファレンスの選択　杉野元子

1．目的に合ったカンファレンスの方法を選ぶ………118

2．看護チームの特性によって違うカンファレンスのもち方………119
　　3．ウォーキングカンファレンスのいろいろ………124
　　4．クリティカルパスの「項目」を活用したカンファレンス………125
　　5．カンファレンス記録の工夫………126

第5章　学生のためのカンファレンスの要点　杉野元子

　　1．カンファレンスが上手になるコツ─十分な準備と発言………130
　　2．議題を明確にしよう………132
　　3．計画的に進めよう………134
　　4．積極的に参加しよう………134
　　5．いつでもどこでもの精神で………136
　　6．司会をしてみよう………137
　　7．カンファレンスをする際，心がけること………142

第6章　臨床指導者・教員のためのカンファレンスの要点　杉野元子

　　1．学生カンファレンスの目的………147
　　2．実習グループのプロセスにかかわる指導者の役割………148
　　3．指導者の参加の仕方………155
　　4．沈黙のタイプと対策………157
　　5．カンファレンス導入のヒント………159
　　6．臨床実習カンファレンスの進め方………163
　　7．カンファレンスのなかでロールプレイングを使う………165
　　8．学生，臨床指導者，教員の合同研修の効果………166
　　9．カンファレンス技術の上達を………167

第7章　師長のためのカンファレンスの要点　杉野元子

　　1．会議の目的を明確に………169
　　2．師長会の運営………170
　　3．看護部長の役割をチェック………173
　　4．師長会の新しいスタイル………174
　　5．委員会活動の機能を見直そう………176
　　6．質の高い委員会活動のために………178

公開討論のいろいろ………180
あとがき………183

表紙・本文イラスト：杉野元子
装丁・本文レイアウト：菅谷貫太郎

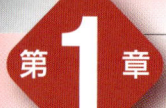

第1章 看護におけるカンファレンス

看護提供方式と看護カンファレンス―主体的に参加し実践するために

　今日では，特に定義づけの必要もなく，病院や訪問看護ステーションなどのなかで，会議や協議を表す日常語として用いられているカンファレンスが，わが国の職場に定着したのは，1960年代の初めの頃である。それは，チームナーシングの導入とともに，日常の病棟行事として組みこまれ，言葉としても定着してきたように思う。

　チームナーシング以前は，仕事中心（機能別看護）に日々のナースの業務が振り分けられていた。1シフトごとに責任者を定め，「注射係」「食前・食後薬係」「外来出し係」など，行為の種別ごとに責任を負う方法であり，それぞれのナースが，そのときそれを必要としている患者にその行為を提供したから，患者の全体像や固有の症状などを深く理解せぬままに検査や処置を遂行しかねない弊害があった。患者はそのつど違ったナースが現れるため，自分の心身面の状況を誰に訴えたらよいか困惑したことも多かったであろう。しかしこの方式は，その日に遂行しなければならない事柄は洩れなく能率的に実施されるといったメリットもあった。

　チームナーシングは，複数のナースが協働して複数の患者への責任を負う方法である。それまで1人のナースがその病棟全体の患者に向けていた目を，それぞれが受け持つチームの患者に向ければよくなった。同時に，いくつかの決めごとがあった。その1つが，チームメンバーが共有する個別の看護計画を立案することであり，その計画に沿って患者のケアが行われるためには，メンバー全体が自分の受け持つチームの患者の状態をある程度把握しておく必要があった。また，チームで仕事を行うということは，メンバーの協力体制が必須である。そのために毎日のチームカンファレンスが必要となった。つまり，チームカンファレンスの目的は，①個々の患者に対するケア計画の意思統一をはかるためと，②チーム内のメンバーの人間関係を調整するためである。

　それによって従来の機能別看護に比べると，チームナーシングのメリットもたしかにあったのだが，次第にその問題点も指摘されるようになった。それは，「チームで仕事を分担するということは，その患者のケアに対して誰も責任を負わない方式である」という批判であったり，ナースの労働実態を反映した日替わりチームナーシングのため，毎日担当する患者が異なるといった問題が指摘され

たりした。そこで，このチームナーシングを，現状の看護体制にマッチした方法で改善しようと，「モジュール式受け持ち制」や，「固定チームナーシング方式」が誕生した。

さらに，1人のナースが1人の患者の入院から退院までの全責任を負う看護提供方式としてのプライマリナーシングが導入された。プライマリナーシングの考え方は，たしかに患者中心ではあるが，やはり，ナースの労働形態と患者の在院日数が一致しない場合がある。深夜勤務帯に，たまたまその患者が目覚めたので初めて名乗ったというエピソードや，退院時のサマリーを書く役割のみのプライマリナースの話もある。それだけになお，その患者に対してどのような看護を行うかは，その病棟全体の問題であり，看護スタッフとしては，個々の患者の看護上の問題を知り，どのようなケアを実施するかについての一致した方針が必要であることは言うまでもない。

そこで，看護提供方式がどのようであろうとも，患者の入院目的が達成できるよう，個々の患者の病状を把握し，その患者の日課に沿った看護を実施するためのカンファレンスを行うのである。だが，その必要性を理解していても，病棟のナースの仕事の密度はきわめて高く，1日のルーチンをこなすのに精一杯といった状況が続いている。だからこそ，短時間でよいから，スタッフの意思統一のためにカンファレンスをもつべきなのに，実際はなかなか定期化できないといった職場も多い。

また，かたちだけは保っていても十分に討論できないまま，形骸化している場合も少なくない。いま一度，本当にカンファレンスは必要なのかを問うてみよう。そして，よりよい患者ケアのためにスタッフの意思統一が必須であると考えたら，少々の困難は克服しても，職場にしっかりとカンファレンスを定着させるための努力をしなければならない。

効率的な会議の運営の方法については第2章以降にゆずり，ここでは看護提供方式の別なく，看護の視点からカンファレンスについて考えてみよう。

カンファレンスは，話し言葉による集団のなかの意思の通じ合いの場である。単なるおしゃべり会とは違って，あくまでも"公的なコミュニケーションの場"である。したがって，専門職としての確かな情報に基づき，患者へのよりよいケアをめざして，さまざまな提案およびそれに関連した討議が行われる。その場合，自分の感じていること，言いたいことが正しく相手に伝わるようにし，ほかの人々の意見を正しく聞く耳をもたなければ，目的を達成できない。

■話すことに関する10の秘訣—ウィーデンバック[1]ら
❶自分自身で自己を明確化する。
❷自分の提示するものを準備する。

引用・参考文献
1) アーネスティン・ウィーデンバックほか，池田明子訳：新装版 コミュニケーション 効果的な看護を展開する鍵，日本看護協会出版会，2007.

第1章 看護におけるカンファレンス

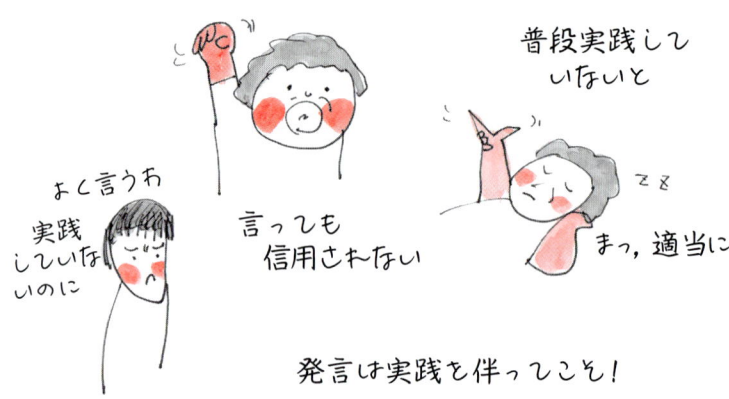

❸自分が何を言いたいかを立案する。
❹ゆっくり話し，はっきり発音する。
❺よく聞きとれるように話す。
❻その場にふさわしい身なりとしぐさをする。
❼聞き手および聞き手の意見に対して敬意を表す。
❽要点をおさえる。
❾明確かつ客観的であること。
❿自分の情動をコントロールすること。

　大切なことは，会議に参加する以上，そこで決定することについては，共同の責任を負っているという意識である。そのためには，参加者1人ひとりに，"主体的な参加の姿勢"がなければならない。主体的に参加するということは，「もし，その場に私がいなかったら，おそらく違った結果が生まれたかもしれない」という参加の姿勢である。

　そして，会議を行ううえでの"一定のルール"に従うことである。そのルールとは，次の4つである。①決められた時間内で，②誰もが平等に発言でき，③原則として多数の意見で決定し，④決まったことは実行することが前提となる。

　こうしたルールが守られ，参加の姿勢が保障されるためには，日頃の職場のよりよい人間関係が大切である。上下の別なく，思ったことを発言できる職場環境が必要である。そうはいうものの，誰でも最初から求められてすぐに発言できるわけではない。そこで，話術の巧みさよりも，発言者の意見によく耳を傾けることのほうを重視したい。そして，自分の意見との共通点や違いを明らかにして，賛否をはっきり意思表示するべきである。よく問題にされるのは，会議の席では賛成しておきながら，まったく実践されないことである。

　また，日常の看護の実践をおろそかにして，カンファレンスの場だけで発言しても相手にされないだろう。何といっても，看護の職場のカンファレンスは，看護が話題の中心になるのである。実践に裏づけられた発言こそ，一定の重みをもって受け入れられる。

看護カンファレンスの種類

◆病棟カンファレンス―病棟内の問題を話し合い，協議し，評価する

病棟カンファレンスでは，毎日の病棟運営のなかで生じた問題を，看護職員全体で検討し，改善のための知恵を出し合う。例えば，入院時の看護歴聴取の問題，新しい機器の導入のオリエンテーション，そして事故の原因分析の場ともなる。病院の方針の伝達や，その討議のために活用されることもある。このように，病棟管理上の問題，患者の看護上生じた問題をはじめ，スタッフの努力の過程や結果を評価する場となる。

また，新しい知識や情報を学び合う教育の場としても活用されるであろう。珍しい症例や，特に問題のあった事例についてのケースカンファレンスは，そのケースに関与したナースからの要望に応じて開催されるが，全看護スタッフの出席可能な時間帯を考慮して，全員が参加して行われることが望ましい。あらかじめテーマを決定し，病棟師長か主任が招集する。時には，ナース以外のスタッフにも参加してもらう。できるだけ大勢のスタッフの参加を求めるため，通常の勤務時間外に設定しなければならないこともある。事前に資料などを配布して目を通したうえで参加するようにしたら，限られた時間を有効に使用することができる。

◆チームカンファレンス―患者の問題に焦点を当て，チーム内の意思統一

チーム内の意思統一をはかるため，患者個別の問題を検討して，必要な計画の立案や修正，評価を行う。チームメンバーそれぞれが，情報を交換し，よりよい看護実践のための具体的な意思統一をはかる場である。また，チームメンバー間のコミュニケーションをはかり，患者のケアに役立つ知識の学習や，手技の統一をはかることもこの場で行われる。病棟でカンファレンスという場合に，多くはこのチームカンファレンスのことを指しているようである。招集はチームリーダーが行い，会議の運営にも責任をもつ。

実施の時間帯は，朝の申し送りの直後や，仕事が一段落した午前のある時間帯の場合もあるだろう。また，昼休みに行ったり，午前と午後の2回行うこともある。1回の時間を短くしてミニカンファレンスと呼ぶこともある。

◆外来のカンファレンス

特定の受け持ち患者のいない外来ではカンファレンスは必要ないかといえば，決してそうではない。外来の勤務体制から見ると，1つの科でも，ナースは各診察室や処置室にちらばり，診療開始とともに相互に話し合う機会のないままに1日が過ぎてしまうこともある。大勢の患者のなかから，特に問題のある患者や気になる患者を選んで，援助の方法について検討したり，不特定で数の多い外来患者にはトラブルも発生しがちなので，前日に起きたそのような事例の報告や改善

案などについての提案や決定もしなければならないだろう。

　さらに新しい知識を学習する場をもたないと，外来のナースはいつも取り残されたような思いを感じることにもなりかねない。また，医療の専門分化が進んで，1専門科におけるナースの数の少ない場合でも，外来業務全般にわたって検討したり，各科の連絡調整をはかる場が必要である。外来においても，できるだけ意識的にカンファレンスを開催したほうがよい。できれば外来に関係するほかの職種との意思疎通の場も意識的に設定すべきであろう。

◆訪問看護ステーションのカンファレンス

　訪問看護の場合，受け持ち患者は決まっていても，突発的なことで受け持ち以外のナースが訪問せざるをえない場合もあるので，日頃からステーションで担当している患者や家族の状況をスタッフが共有しておいたほうがよい。また，訪問看護の場合，病棟とは違って1人のナースが，その時々の状態をアセスメントして必要な対策を講じる必要があるので，その方法の妥当性や結果の評価などについても，ほかのスタッフの意見を聞いたり学んだりする場が必要である。

カンファレンスにみる問題点

　前述のように，わが国でチームナーシングが導入されてから久しいが，その実施に当たって必須の要素の1つはチームカンファレンスであると言われてきた。しかし，現実には，チームカンファレンスをもたないチームナーシングもまだある。都留は，「チームカンファレンスを持たないチームナーシングは，形の上のみでその体制が整えられていても，チームとしてのまとまりを持ち，エネルギーを発生させる場を持たないのであるから，単に，業務あるいは患者の合理的な割当制ということになってしまう」[2]と述べている。

　チームナーシング自体，いろいろな問題は確かにあって，プライマリナーシングこそ，患者中心の看護体制だという意見もある。しかし，これもまた，かけ声だけで実際には，1人のナースが1人の患者にじっくり向き合って訴えを聞き，計画を立案・実施・評価できる場合ばかりではない。そこで，多くの病院では体制上のチームナーシングを取りながら，一部プライマリ制を導入したり，あるいは，従来通りのチームナーシングにより日々の業務を遂行している。

◆看護の継続性という視点

　チームナーシングは看護を提供する側もチームを編成するが，同時にまた看護を受ける対象も複数である。したがって毎日メンバーが交代したり，リーダーが交代するのでは系統的かつ継続的なケアの提供は困難になる。そのため，カン

引用・参考文献
2) 都留伸子：患者に目を向けよう　チームカンファレンスを中心にして，医学書院，1966．

ファレンスを開いても，患者のとらえ方が断片的になってしまうことはもちろん，その時々に変わるメンバーのために患者の状態の説明をすることのみに終ってしまって，そこから一歩も踏み出せない。つまり，独創的な発想は出てこないことになる。こうした状態は，スタッフのやる気にかなり強く影響しかねない。

◆効率的に開いているか

また，現在の多くの職場がそうであるように，医療の高度化による日々の業務の複雑化と超高速回転状況は，ナースの多忙感をいっそう強めている。患者の重症化と入院期間の短縮で，本当に治癒して退院する場合が少なくなり，達成感をもちにくくしている。その結果，「本当は必要なのだけれど，忙しくてカンファレンスが開けない」という言葉をよく聞く。やっとの思いで，カンファレンスは開いたものの，電話やナースコールでメンバーが何回も中座をしたり，いつのまにか1人減り2人減って，何ともまとまりの悪いままに終ってしまうことさえある。そのためカンファレンスで討議した結果について確信がもてないので，開く必要も感じないし，多少無理をしても出席しようと思わない人も出てきて，ますます，カンファレンスはつまらなくなり，開催しなければならないと思い込んでいるリーダーのジレンマは大きくなる一方である。

また，忙しいからといって何日もカンファレンスができずにいたかと思うと，ある日突然招集するような場合がある。事前の準備のないままに，行き当たりばったりの運営をするため，討論の効率も悪く，ただ開いたというだけに終ってしまう。では，定期的に開くことができていればそれでいいかというと，内容や運営の技術に問題がある場合もある。

◆記録し，検討しているか

さらに，カンファレンスで討議したことが，正規の記録に残らないため，都合で参加しなかった者に内容が伝わらないとか，討議しっぱなしで，ケアに生かされないなどの問題もある。最も始末の悪いのは，開いているというそのことに満足して，内容の検討をしないままに過ぎている場合であろう。

こうした問題は，カンファレンスに対するナースのイメージを否定的なものにする。つまり，机を囲んで話し合うひまがあったら，患者のベッドサイドに行ったほうが有効であるとか，カンファレンスの時間は，公然と休養がとれると勘違いして，何も発言せずにその場にただ座っているというだけの人もいたりする。

また，カンファレンスは，患者のケアの過程での問題や計画の修正・評価などをする場であるから，討議した内容や決定した事項については，患者記録にも記載されるべきである。

◆IT化とカンファレンス

ある病棟に入院している家族が，直接ナースに用件を伝えるためにナースステーションに行ったら，静かな室内でナースらがそれぞれの方向に向かって自分

第1章 看護におけるカンファレンス

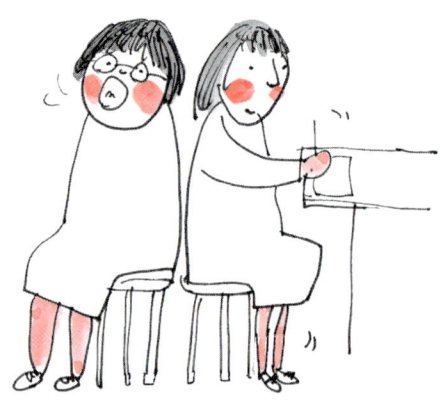

背中合わせでは話し合いはムリ

の目の前のパソコンを注視していた。その家族が入り口で会釈をしても誰もこちらを向いてくれず，しかも，それぞれが真剣な表情で，時々小さな声を発していたという。いったいナースらは何をしていたのかをあとで聞いたところ，パソコン上の共通なデータを見ながらのカンファレンスであったという。カンファレンスが「集団のなかの意思の通じ合い」という意味からみれば，このような形態のコミュニケーションも誤りではないかもしれない。しかし，人と話をするときには，対面して行うのが常である。背中を向けたり，あらぬ方向を向いたままの意思の通じ合いに対して疑問を感じない風潮を見過ごしてよいだろうか。

◆クリティカルパスとカンファレンス

　ある特定の疾患に関して，その病院や病棟ごとの治療や看護計画を入院から退院まで一望できるシートに記載し，特別のことが発生しない限りその計画に沿って患者の日課が進められていく。昨今のカンファレンスでは，新入院の患者の問題状況からクリティカルパスに載せても大丈夫かどうかを判断し，メンバーが確認する場となっているようである。パスにうまく載った患者に対しての計画は，ほとんど話し合ったり論議することなく進められていくという。

　現在，自分の職場で行われているカンファレンスはどのようであるか，点検してみよう。時間や経済のムダになっていないか。自己満足になっていないか。あなたの職場のカンファレンスのもち方はどうなっているであろうか。

カンファレンスの必要性

　病棟全体のカンファレンスは，先にも述べたように，全スタッフに対して必要な情報を提供し，意見を述べ合う場である。ナースは交代制の勤務であるため，一堂に会することはほとんど困難である。それだけに病棟の行事として定例化すれば，必要な連絡事項の徹底はかなりはかられる。特に新しい機器の導入などの際には，このような機会を利用して，操作上の諸注意の説明を行う。また，手順

の統一をはかったり，ルールの変更を周知徹底させる場としても活用できる。スタッフも，自分の意見を述べることのできる場のあることは，仕事のモチベーションを高めることになるので歓迎するであろう。

　チームカンファレンスについていえば，カンファレンスの場はそのチームの受け持つ患者の看護計画立案の場であり，計画に基づいて行った看護実践の評価の機会となる大切な時と場を提供することになる。さまざまな経路やかたちで集められた情報の分析や判断も，このチームカンファレンスの場で妥当性が確かめられる。

　カンファレンスの意義や必要性をあまり重視しない人の言い分は，「資格をもって働くナースは独立しており，他人に相談せずとも自分で判断できる」というものである。また，「忙しいのに，大切な時間を会議のために割かれるのは惜しい」という意見もある。

　しかし，集団討議のダイナミクスを体験した者は，カンファレンスの場での意見の発表や，他人の意見から学ぶことを通じて参加者が成長していくことを知っている。自分１人では評価できなかったことも，集団によって評価され，苦労したことをほかのメンバーから承認されれば，次の実践にかけるエネルギーも湧いてくるというものである。

　また，患者の立場から言えることは，１人のあるいは少数のすぐれたナースがいても，「私が何かしてほしい」ときに，すぐれたナースに出会えないのであれば，それは，誰もいないのと同じである。１病棟の看護技術水準の高さは，すべてのナースの技術力がある一定の水準をもったときに初めて高いといえるのである。そこで，１人のナースのすぐれた力量を全ナースのものにしていくためにも，それを伝達する場が必要なことは言うまでもない。

カンファレンスの目的

　カンファレンスの目的について，考えてみよう。
　ダグラスらは，カンファレンスの目的を次のようにあげている[3]。
❶指示を与えるカンファレンス：この場合，リーダーは割り当てた業務に必要な情報と指示を与える。
❷患者中心のカンファレンス：参加メンバーが患者の問題点を認識し，その解決をはかる努力をし，実践の方法を決定する。
❸内容検討のカンファレンス：参加者が特定の課題について知識を深めるために行う。
❹報告のカンファレンス：参加者がそれぞれの課題についての経過報告を行う。
❺感情を通じ合うカンファレンス：個々のメンバーが仕事の状態についての感想

引用・参考文献
3) ローラ・メー・ダグラスほか：看護場面におけるリーダーシップの原理と応用，大塚寛子ほか(訳)，医学書院，1974．

を話し合う。

クロンは，次のように言っている[4]。

❶1人ひとりの患者のケアを計画する。
❷すべての生かしうるサービスを統合する。
❸チーム精神を高める。
❹チームの理解を高める。

また筆者（川島）は，カンファレンスの目的を次のように考える。

❶個人の体験をチームが共有し，チーム全体の技術水準を高める。
❷個々の患者への看護計画の妥当性の検討。
❸チームメンバーの意思統一をはかり，効率的な看護実践をめざす。
❹共同学習による新知識の習得。
❺患者の見方を育てる。
❻他職種との連絡調整。

以上の❶〜❻について，さらに詳しく述べてみたい。

◆個人の体験をチームが共有し，全体の技術水準を高める

チームで看護をするといっても，1つの看護場面では，1人のナースが1人の患者に対応する場合が多い。ナースの個性や能力はそれぞれ異なっているが，看護の方法がまちまちでは，迷惑するのは患者である。

患者にとってみれば，誰からケアを受けるかというより，どのようなケアを受けるかが問題である。そのためには，よい結果を生み出したことについてはもちろん，好ましくない結果の場合にも，その事実やプロセスについて報告し，その内容を分析して，教訓を皆のものにしておくことは，チーム全体の成長のために役立つことになる。

また，プライマリナーシングの場合，1人のナースがその患者の入院から退院までのケアの責任を負う体制であるといっても，交代制の勤務体制であるため，プライマリナースの休日や夜勤時にはアテンドナースがケアを実施する。やはり，相互の意思の疎通をはかる場として，また，プライマリナースが受け持った患者のケアから引き出した法則性を共有する場としてもカンファレンスは役立つ。

筆者が実際に出席したカンファレンスは数えきれないが，印象に残っているものは次のような例である。そのいずれもが，その患者に個別の問題であったのだが，後日，他の患者のケアに役立てられている。

■食欲のない白血病児への食事援助について

1歳5か月の女児であった。肝・脾臓ともに腫大していたうえ，病状も影響し

引用・参考文献
4) ソーラ・クロン：ナーシングチームリーダーシップ，都留伸子（訳），医学書院，1969．

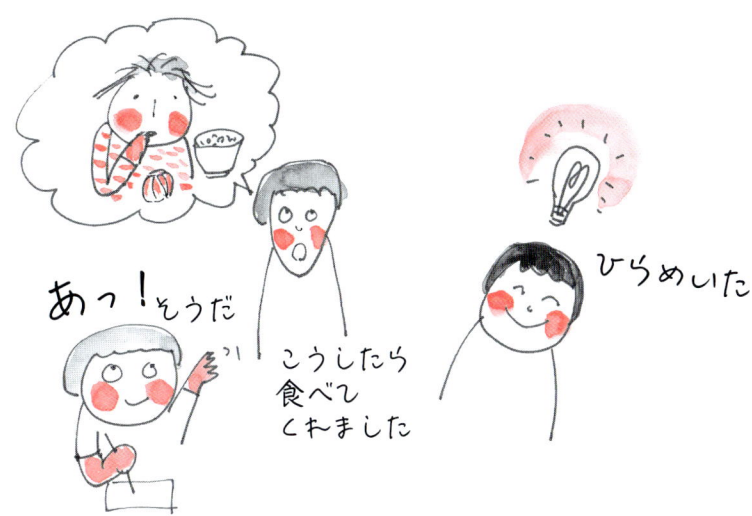

てほとんど食事をしなかった。若い母親は，「食べてくれない」と言って涙ぐみ，病気の予後以上に食事摂取量の少ないことを気にしていた。ところが，ある日，この子がおやつについたみかんのふさを，おいしそうにしゃぶる様子を見たナースの発案により，みかんと交互に食事を供したところ，子ども茶碗1杯の粥を食べさせることができた。この経験がカンファレンスで報告されてから，この子は，食事のときに，母やナースと格闘しなくてもよくなった。この経験はのちに，拒食をする高齢者の看護に苦労した看護チームにも活用されている。すなわち，食事の援助における"きっかけをつかむこと"という教訓である。

■頻尿の高齢婦人への援助

　脳卒中の後遺症で入院していた高齢の婦人である。リハビリの効果も限界でそろそろ退院の話が持ち上がっていた。看護チームは，連日のようにこの方のことを話題にしていた。そこで定例のカンファレンスの課題として提出することになった。夜勤者にも関係のあることとして，全スタッフの出席する病棟カンファレンスが開催された。そこでは，15～20分おきの尿意の原因について心身両面からの検討がされ，排尿の方法によって尿意を訴える間隔に差があるかどうか，尿自体に頻尿の原因となるような所見はないかなどが話し合われた。またフリーのナースがそばにいるときや，リハビリの訓練中には尿意を訴えないという情報を重視し，この婦人の訴えに対して，いつでも応じられることを態度で示そうということになった。結局，ナースらの関心がこの婦人に強く向いたところで，尿意の訴えは減少した。カンファレンスで共有した方針に沿って看護チームメンバーの姿勢が変化したためである。

　このときのカンファレンスの教訓は，"患者が理に適わないと思われる訴えをするとき，問題はしばしば看護チームの対応のまずさにある"ということである。その後この教訓は，ナースコールを頻繁に押す患者や，不定愁訴の多い患者の場合に役立てられている。

■尿漏れのしばしばある留置カテーテル装着患者をめぐって

　最初は高齢で尿道の括約筋が弛緩するなど，患者に問題があるのではないか，留置カテーテル挿入の手技によって漏れるのではないかと片づけられていた。だが，あるナースは，カテーテルそのものに問題があるのだと主張した。そこでチームカンファレンスを開き，未使用のカテーテルによる実験が参加者の注目するなかで行われた。挿入前のバルーンに空気を入れてみると，たしかに左右同じにふくらまないカテーテルのあることが判明した。これまでほかの患者の場合でも尿漏れのあるたびに，カテーテルを取り替えていたので，その経済的負担は病院か患者のいずれかにかかっていたわけである。

　このカンファレンス以来，スタッフの道具や資材に対する姿勢が変わってきた。

◆個々の患者への看護計画の妥当性の検討

　患者が入院してくると，さしあたっての看護計画が立案される。それは施設によっても異なるが，入院時のインタビューをしたナースが行ったり，リーダーの仕事であったりする。したがって，できるだけ早い時期に修正が必要となる。その場合に，なるべく多くの情報に基づいてアセスメントし，患者の問題点を見出す必要がある。

　看護計画の妥当性は，行ったケアの評価により明らかとなる。したがって，メンバーの目から見た患者の反応や状態を報告して，計画をそのまま遂行してよいか，修正することはないか，新しい問題はないか，などについての協議を行うのである。

　ところが，情報収集に基づく判断の難しさ，判断することについての自信のなさは，看護計画の立案時に最も問題となる点である。そこで，集団の判断，チームの判断により問題点を抽出する場としてカンファレンスを位置づけるのである。

　コンフォース[5]は，「正しい判断のためには，ただ1人の人によるただ1つの観察に依存するのではなく，数人あるいは多くの人びとによる，数個あるいは多くの観察に依存する。そして観察が多様であり，観察が行われる状況が多様であり，その視角が多様であればあるほど，そして，観察が包括する事物の変化と関係が多様であればあるほど，判断はそれだけ，いっそう包括的に，また忠実に対象の客観的な性質，関係運動方式を反映することができる」と述べている。

　ただ，その場合に注意しなければならないことは，判断が分かれたときの処理の仕方である。患者の状態は流動的である。ナースによって見方が異なったり，判断が一致しないことがあるのは当然である。通常の場合は多数の見方が優先されると思われるが，その場合でも少数の違った見方のあったことを記録に載せて

引用・参考文献
5）モーリス・コンフォース：弁証法的唯物論入門　認識論，藤野渉ほか(訳)，p.284，理論社，1975．

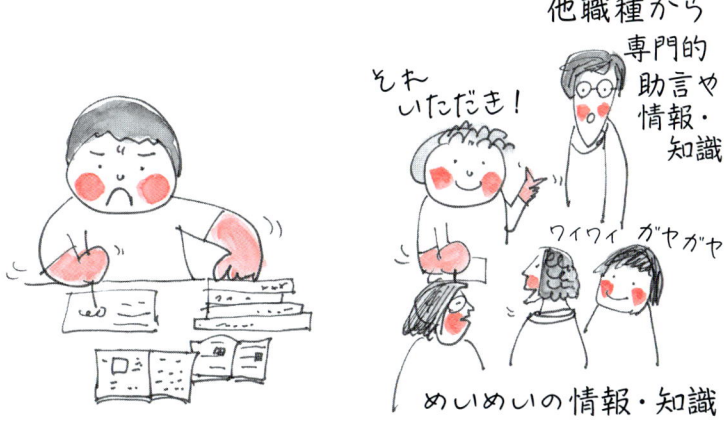

おく必要がある。かつて，筆者らの行った研究であるが，同じ情報であってもその情報を判断して抽出する問題点の一致度は決して高くないことを知った。だからこそ，集団の判断思考の大切さと，同時にばらついた問題の処理の仕方について，リーダーは十分配慮しなければならない。

◆意思統一をはかり，効率的な看護実践をめざす

1人ひとりのナースが主観的にどんなに一所懸命であっても，チームとしての成果が上がらなかったら，毎日の仕事に確信はもちにくい。患者の問題に後手後手に対応したり，その時々の個人の狭い範囲の経験だけで事に当たっていたのでは，きわめて効率の悪い看護であるといえよう。

なぜなら，判断や熟慮を欠いた活動は患者の問題を解決するどころか，かえって新しい問題を生じさせることになり，そのために，ナースはふりまわされる結果になりかねない。こうした看護活動は，極端な言い方をすれば，ムダな活動ともいえる。つまり看護力の浪費である。また，看護動作の経済性や，物品や材料のムダな使用などについても関心をもって，意識的に改善を進めていく必要がある。その場合に師長や主任の立場にある人の問題意識やリーダーシップの重要性は言うまでもないが，それだけでは不十分である。

そこで，チームの意思統一をはかり，1人ひとりのナースの働きが総合されて有効に発揮されるためにカンファレンスが開かれる。個々の患者の問題について，多角的に情報を収集し，集団的判断をするのである。集団力学の効果は，1人でなしえなかったことを実現させるのである。

◆共同学習による新知識の修得

めざましい医学の進歩に伴って，新しい医療技術が研究開発されるのと同時に現場に導入されるのが，最近の医療職場の特徴である。そのため，ナースもすばやく新知識や技術の修得をしなければならないが，とても個人的な努力では追い

第1章 看護におけるカンファレンス

つかないことも事実である。また，安全の保持のうえからも，統一した手技と，それを裏づける原理の理解は必須である。したがって，病棟，外来を問わず組織的な学習を行う必要がある。カンファレンスは，こうした共同学習の場ともなりうるのである。

また，看護の概念や看護界の動向などについても，必要に応じて勉強できるようにすれば視野を広げる場としてもカンファレンスは有用である。職場単位で行うことは，共通の問題意識から出発でき，事前に人間関係の調整をはかる必要がなく効率的に開催できる。また，スタッフ間で共有の実践例を通した展開ができるという点からも，ほかの集団における学習と比較して，一段と効果があると思われる。

◆患者の見方を育てる

看護職は真面目な職業集団である。患者のために何らかの援助をしなければならない，と常に，「ねばならぬ」という思いに走る習性がある。時に，そうした職業意識がわざわいして，患者像を歪めてしまう場合が少なくない。

特に身体的な問題を精神面の問題とすりかえて，患者像を勝手につくりかえてしまうことがある。その結果，患者に不要な苦痛を与えたり，新たな看護問題を生じさせることは前述した。そうしたことを防ぐためにも，現実の患者の正しい状況を把握するためにも，集団による継続した討論を繰り返すことが必要である。このような討議に際して有用な方法は，失敗例や悔いを残した事例の検討である。

その反省を通じて，偏った見方におちいりやすい傾向を克服できると思う。ただ，その場合でも注意しなければならないのは，1人の強いナースの意見にふりまわされないようにすることである。また，たとえ多数の意見が一致したとしても，違った見方ができないか，さらに考えてみる姿勢を忘れないことである。

その前提となるのは，看護以前の素朴な人間的感情を大切にすることである。そして，人間の価値観の多様性を知り，人々の行動は一様ではないことを常に意識しておく必要がある。特にリーダーとなる人は，柔軟な発想をいつも意識して，全体の討論の傾向が危険な方向(偏った見方)に走らないように調整しなければならない。

◆他職種との連絡調整

チーム医療を遂行していくうえで，他職種との連携は日常的に必要である。とりわけ，医師との連絡，意見調整は患者のためにもぜひ行いたい。医師の治療方針，医療的ゴールを理解して看護計画にも反映させていくのである。その場合，看護的な視点からの問題を整理してカンファレンスに臨むようにしたい。単にオーダーシートなどによる連絡のみでなく，また，医師からの一方通行的な情報の提供のみではなく，同じテーブルを囲んで意見交換をはかることは意義のあることである。

また，ケースワーカーや理学療法士，栄養士らにも必要に応じて出席を求め，共通の患者の問題について多角的にアプローチをすることも大切である。時には，全職種の参加するカンファレンスの開催という場合もあろう。コーディネーターとしてのナースは，その患者の問題解決のために，どの職種の参加を求めるべきかの選択についても責任をもたなくてはならない。

　巨大褥瘡をもった高齢の患者が入院してきたときのことである。全身の衰弱が激しく，一般状態も悪化していた。脱水がひどくあり，医師の指示により，大量の輸液，輸血が行われることになった。褥瘡の滲出液も大量にあり，1日に数回の包帯交換が必要であった。諸検査の結果では，予想通り血中の総蛋白量の低下が認められた。そこで局所的な処置のみではなく，全身の栄養状態の改善の必要性は言うまでもないことであった。

　さっそく，看護計画立案のカンファレンスがもたれた。当初，衰弱と痩せのため義歯が合わず，そのうえ，見当識も低下して経口的な食事の摂取は無理であろうと判断されていた。しかし，あるナースが，バナナを一口大にして口中に入れてみたところ，歯肉でおしつぶすようにして，嚥下困難もなくおいしそうに摂取した。

　また，背部全体に広がる褥瘡の手当については，やはり頻繁な体位変換と創部を空気にさらしたり，日光浴が必要であろうと話し合われた。輸液や輸血を続行することは，体位変換を制限して，あまり好ましくないということになった。見当識の低下のため，抑制しないと抜管の恐れがあるからである。

　そこで，医師と栄養士の参加を求めてカンファレンスが開催された。カンファレンスに先立って，褥瘡のひどい状況を栄養士にも見せるなどして，この滲出による体蛋白の喪失を理解してもらった。カンファレンスによるナース側の問題提起は次のようである。

● 経口的な摂取も可能と思われるため，高蛋白で，しかも，嚙まなくてもよいものを1日数回出してほしいこと。
● 積極的な食事援助による栄養改善をはかるため，輸液の減量を提案。
● 褥瘡部にのみ目が行きがちであるが，社会復帰を考慮して，毎日体位変換時に関節可動域訓練を行う。

　以上の問題提起を受けて，医師からは，輸血の中止と輸液の減量が指示された。栄養士から，ナースの提案を全面的に受け入れる旨の発言があった。

　また，褥瘡の回復に伴って，リハビリ訓練が開始されるようになったが，訓練による疲労で，一時回復に向かっていた認知機能の低下，夜間せん妄が始まった。この段階では，理学療法士とのカンファレンスがもたれ，回復期になってからは，退院後の生活について，家族やケースワーカーを含めたカンファレンスが何回ももたれた。こうしてこの患者は，多くの職種間の意見調整と意思統一により，社会復帰にまでこぎつけたのである。このような場合，ナースはコーディネーターとしての役割も果たしている。

看護過程とカンファレンス

　カンファレンスでは，看護過程における，患者へ直接行うケア以外のプロセスについて検討を行うことが可能である。そこでは，個人のナースが行うのとまったく同じように，集団の知恵と力を寄せ集めたプロセスの展開を行う。したがって，カンファレンスが有効に機能すれば，きわめて大きな成果につながる。つまり集団の力で，個人の力量と範囲を大きく越えた情報の収集や，意思決定が可能となる。しかし，また一方では，民主的なルールによる回り道のため，個人で行う以上の手間がかかることにもなりかねない。

　有能なナースなら，個人の意思決定で十分行いうる一連の流れをこうした集団作業にすることはムダなこと，と考えるかもしれない。だが，個人の見る範囲は限られていることを知るなら，また，集団討論による多様な見方や判断のプロセスがチーム全体の力量の向上をはかれることを知れば，チームカンファレンスはきわめて意義のあることとわかるはずである。ここでは特にリーダーの積極的な指導力の発揮が望まれる。

　事例を通して，看護過程を追ってみよう。

　この事例は，兵庫県立姫路循環器病センターで実際に行われたカンファレンス，カーデックス，看護記録を基にしたものである。

事例1

患者Mさん，47歳，女性，高血圧性脳内出血

　入院時診断名は，右視床〜右脳内出血，緊急に右脳室ドレナージ施行，約3週間後に右VPシャント再建。入院時より降圧剤を内服していたが，漸次血圧も安定し，現在は減量されていて，収縮期圧は130前後である。

　左半身の不全麻痺があり，ベッドサイドで他動運動をしているが，患者の意欲はあまりない。

　運動機能—右上肢：肩関節挙上100度まで，肘関節屈伸可能，手関節やや拘縮気味。右下肢：膝立て保持可，伸展可。左上下肢：拘縮気味で，刺激で少し動く程度。

　治療方針は，①血圧のコントロール，②リハビリテーション(ゴールは車椅子を使っての生活)。

　病室は4人室である。最初は夫が付き添っていたが，患者が甘えて何もしようとしないため，2か月前(入院後7か月)より，面会時間だけ来てもらうようにした。現在夕方から20時頃まで面会に来ている。

　患者の行動は自発性に乏しいが，自分の要求はナースコールを押して訴える。情動失禁があり，テレビを見たり，他の患者が検査で泣いたといっては自分も泣き出すことがある。旅行などの話をすると自分も行きたいと言う。「そのために

は早くよくならないと」と言うとうなずいていて,よくなりたい気持ちはあるのだが,自分から進んで何かをすることはない。

◆情報の収集

　看護計画の立案や修正に際して,何よりもまず情報の収集が基本となる。参加者の知覚を通して得た情報をはじめ,家族や関係者によってもたらされた患者に関する情報,医師やほかの医療職種から得たもの,検査データなどが,いろいろなかたちで集められる。

　その場合,どの情報を優先すべきかという選択に当たっては,集団のメリットをフルに活用したい。事例1について行われたカンファレンスを再録してみよう。入院後約9か月を経た頃のものである。患者の座位訓練の進み具合を知り,今後の看護計画の検討のために行われた。最初に食事摂取に関する情報が出されている。話が進むにつれて,この情報が座位訓練と関係のあることがわかるのである。

リーダー　いま,どんな状態なの？
A　(食事の)最初の頃には,自分で口までもっていって,吸呑みもちゃんともてるし,牛乳ももてるしね。時間がたったら重たいので,ごろっと落ちるけどね。
C　放っておいたら自分でわりと食べるよ,お腹すいていたら。
B　少しは自力でできるのと違うかな。
C　でも,やっぱり御主人が来たら介護してもらってる。昨日もね,全介助して2割しか食べなかったの。御主人は「8割食べた」言うんやけどね。
B　いままたおかゆに変わったんですよね。
C　あの人ね,咀嚼をあんまりせえへんのよ。
D　ごはんだって速いもん。入れたらゴクンというて。絶対嚙まへんのに。
C　速い速い。電光石火のように食べる(笑)。すごい早業やで。めちゃめちゃ速いんよ。「Mさんもう食べたん？」「もう食べた」言うて。
A　そうやね,がーっと流し込むだけ。
C　顎の力ないのんと違う？　食べててぽろっと落とす。食べとってもきちんと動かへんから。

……略……

A　自分で放っといたら,食べようかみたいな気持ちが出てきたみたいね。
C　そのことと座位訓練と関係があるんやろうか。座位訓練すると,だいぶようなったんと違う？　食事のときに座位にして,1人で放っておいても,最近あんまりコールして来いへんよ。前やったら,15分もしたら「痛い,ごはんいらない」言うて……。この間なんか,2人にごはんあげていて,1時間半忘れとったんや。「いけない」と思って行ったら,何も言わへんで,ごはん食べとったで。座位訓練した結果,ごはんも座って全部自分で食べられるとこまでいったから,やはり,座位訓練は続けるべきやと思う。

第1章 看護におけるカンファレンス

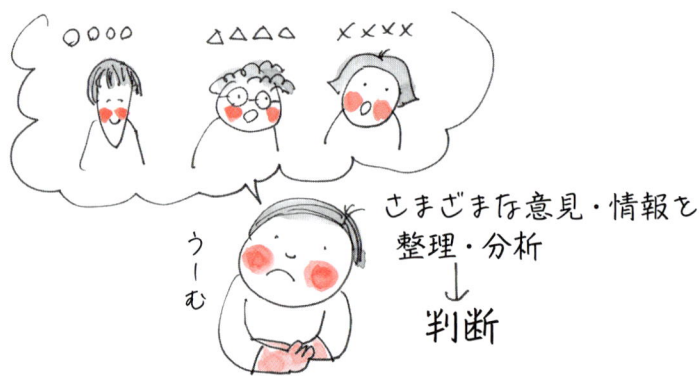

D　ほな，右手の力もだいぶついて来たんかいな。
C　右手，だいぶ力あるよ。

……略……

C　この前右足で蹴ってな，左足が前で屈曲しとってな，「Mさん，左足を伸ばしてごらん」と言ったらな，伸ばせたやんか。できるんですよ。
D　体重減っているでしょう？　結局，使われん筋肉だけがやせていく。運動量が少ないから？　もともとそういう体質なわけ？
C　座位になってからだいぶやせた。

　このあと，排泄の問題が話題に出たり，夫が来院しているときにはナースは何となく部屋に入ることを避けてしまうことなどが話されている。しかし，座位訓練の時間をこれまでより延長してみようということについての，可能性を裏づけるような情報（主として，食事摂取動作に関する）が数人のナースの口から出されている。

◆判断（ここでは集団の意思決定）

　さて，さまざまな角度から情報が集められたら，その情報を整理，分析して判断するわけである。判断が正しければ，次のプロセスである目標が明確となり，続けて援助方法も浮かび上がる。だが，判断といっても，情報収集と明確な線が引かれるわけでない。特に，上記に見られたように，実際のカンファレンスの場で行う情報収集は，うっかりすると見逃しそうな話題のなかに含まれていることもある。

　この事例の場合も参加者が，きちんとした意識をもってカンファレンスに臨んだわけではない。本当は，そこに，リーダーの役割が登場するのであるが，実際のカンファレンスでは，あまりはっきりしていない。そこで，筆者がそのカンファレンスのなかの主として座位訓練に関する情報を整理してみながら判断の所在を探ってみよう。

　情報1：これまでと比較して，食事の際に座位にしている時間の延長がされている。➡食事をする時間は大変速いのに，そのあとナースコールもせずに座っていられるということは，かなり，力がついてきたのではないだろうか。

情報 2：座位訓練自体，食事の摂取量を増やす結果になっている。➡座位と食事摂取量は関係がありそうである。
　情報 3：右手の力もだいぶついてきたようである。➡機能改善への希望が見えてきた。
　情報 4：左右の足の可動性が見られた。➡同上。
　情報 5：使わない筋肉はやせる。➡運動訓練の必要性。
　以上のことから，次のような判断が下せる。
❶座位訓練は，食事の摂取量を増やし，その結果として，持久力につながることになる。
❷右腕の力もつき，左右の足も自分でかなり動かせることから，積極的に座位の時間を延長してもよい。
❸筋肉の萎縮を防ぐための運動訓練の必要性。

◆看護目標

　ついで，判断に基づく目標の設定である。目標は，長期の目標とさしあたっての目標があるが，いずれの場合でも，"いつまでに"という期間の設定をしなければならない。
　この患者の場合，実際の看護計画には，長期目標として，"せめて座位で排泄ができるようにする（家族の希望）"とある。
　ここでは，先の情報と判断から，さしあたっての目標を考えたい。カンファレンスでは，次のような発言がある。
　「午前中車椅子で座位訓練をして，お昼から寝かせて，あと，お部屋でずっと座っとってもらうとかしたらあかんやろか。座る時間は増える気がするけどね」
　この発言は，実際の方法のようでもあるが，実は目標を含むものである。つまり，かなり長時間の座位生活をプログラムしようというのである。しかし，この発言に対しては次の意見が続いていて，方法自体は否定されている。
　「でもベッドで座るのと，車椅子で座るのとでは，足の位置が違う。（車椅子だ

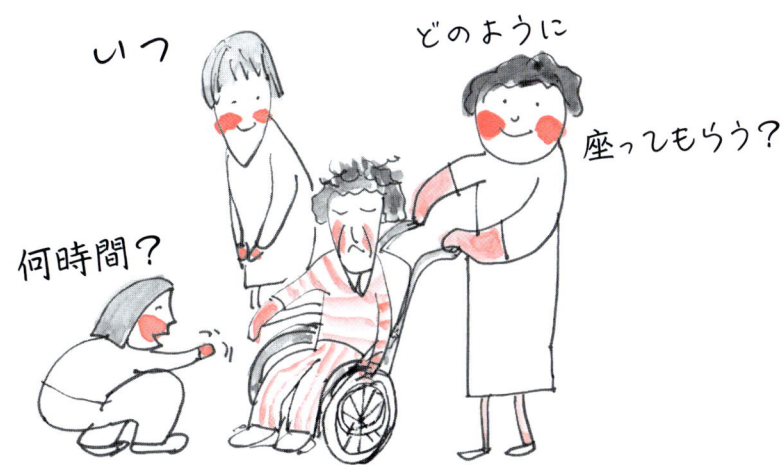

と）足が伸びるから」
「車椅子のほうがやっぱり楽に座れるでしょう？」
「そんなに痛くないと思うね」

このような，どちらかといえば具体策に通じる意見につながって，目標としてどういった状況をめざすかについてのリーダーのまとめは見当たらない。実践は当然目標を含むものであることから考えれば，それでよいのかもしれないが，どのくらいの座位時間を目標にするかを，ここで討論しておくべきであったろう。

◆具体的方法の選択

目標実現のためにどのような方法を実際に行うかを明確にし，記述しておくことは，チームナーシングのうえでは欠かせない。"誰が行うにしろ，上手下手の違いはあっても，誰でも同じ方法で援助できるようにする"ためである。

その前段階として，カンファレンスではチームメンバーの意思統一をはかるための話し合いがなされる。例えば次のようである。

「お昼前のカンファレンス前に車椅子に座らせて，昼食中も座らせて」
「車椅子でここ（ロビーか？）へ連れてきて……」
「お昼のほうがええやろな，夕方だったらあわただしいもの」
「お昼前10時半か11時ぐらいから座らせて，1時間から1時間半くらい」
「ごはんが終るまで，2時間くらい座るんと違う？」
「1回それでやってみようか。本当の座位だよ」
「首もしっかりしてきたんやから，それに耐えられると思う」

ここで，だいたい昼前から，昼食後の時間帯に，車椅子上できちんとした座位を取らせることで，意見の一致がみられたようである。

だが，実行に当たりまだ問題は残っているようである。

「車椅子に座って食べるとき，食べにくいんや，いい台がなくて」
「何かいい台があったらいいな思うんだけど，いい台がないんよ」
「ベッドの上に板を置いてあげるといい」
「ベッドの高さだと低いんよね，べたーっとつくみたいで」
「ベッドの柵の高さがちょうどいいでしょう。ベッド柵の上に板をまたげるようにして」
「おしっこは必ずさせてから座らせない？　この前もね，ご主人が車椅子に座らせたとき，『おしっこ』と言われて，結局ちょっとしか座れへんかった」

以上の話し合いで，具体的な座位の方法が決まったようである。次のようにカーデックスに記載しておけば，カンファレンスに参加しなかった人もその方法は理解できるであろう。

- 午前10時半に排尿をすませ，車椅子上に座わらせる（無理な姿勢にならないよう枕などできちんと支えること）→昼食終了まで→昼食はベッド柵に専用の板をのせて引き続き車椅子上でとらせる。

上のカンファレンスでは，機能回復のためや，筋肉萎縮予防のための運動につ

いての話し合いはされていなかったようである。それは，カンファレンスの終了時に，何が話し合われたかについてのまとめがされなかったことによるものと思われる。

情報の整理の項〔判断，p.24〕で述べたような作業が行われれば，きっと，そうした視点からの援助方法についても，メンバーの意見が積極的に出されたであろう。

以上のようなプロセスを経て，実際に患者援助を行った結果はどうであったか。つまり評価について，3日後のカンファレンスを通して見ることにしよう。

◆評価のカンファレンスから看護計画の修正へ

前回のカンファレンスで決定したことは何であったか，そしてそれは実行されたか，実行上に何か問題はなかったかについての，リーダーの発言は次のとおりである。

リーダー 前回のカンファレンスでは，座位訓練のことがいまどうなっているか，吸吞みなんか自分でもてるようになったし，放っておいたら自分で食べているみたいだから，食べようとする意欲はだいぶ出てきたのではないかという意見が出ました。座位訓練も「痛い痛い」と言いながらもかなりできるようになってきたし，食事時間もだいぶ長くなってきて，自分で食べられるようになってきたんやないかということでした。そして，引き続き座位の時間を延長していこうということになりました。座位の時間を延ばして，日常生活を，寝てるんのから座っている生活に慣らしていこうという意味で，10時半から車椅子に乗せて，お昼の食事をそのまま食べるようにして，座位の時間を長くすることと車椅子に乗る時間を増やそうと計画しました。……**前回のまとめ**

　あれから，あまり日は経っていないんですけど，その後のMさんの状態はどうですか。3日目にはね，たしかに「車椅子に座らせてごはんを食べた」と記録してあるけど，それ以外はどうだったのか。……**評価のための情報収集**

B 昨日は，「しんどい」と言って，ほとんどベッド上でした。食事もね，意欲はあるんですけど，「しんどい，しんどい」と言うので，お昼を介助して8割食べました。

リーダー この前のカンファレンスと重なって，薬（シンメトレル……意識レベルの改善目的）の副作用が出てきたのね。しんどさや幻覚も出てきて，ちょっと，いまのMさんの状態は評価しにくいかもしれないですね。

　最初の頃はリハビリの先生も「限界や」と言ってはったけど，自分で動く範囲もちょっと大きくなったし，訴えがあったらコールも自分でとろうとして手を伸ばしたりするし，ごはんも自分で食べられるし，「自分でせなあかん」という気持ち，少しは出てきたように思う。いい方向には向かっていると思ったんだけど，副作用がどういうふうに影響するか……副作用が出ている

第1章 看護におけるカンファレンス

　　　　ときに，強制的にそのプランを続行していいのか，そのあたりも考えないと
　　　　いけないんじゃないか。
C　　薬やめてどのくらいになるの？
リーダー　3日やめている。吐いたりはしていないね。
B　　食事のあと，ちょっと気分悪いときもあったね。
A　　嚥下しにくいときもあった。
B　　足の痛みはわりと少ないね。
A　　コールが激減した。
B　　失禁が増えてきたな。
A　　やっぱりボーッとしとるから違う？「トイレ行きたい」言うて，自分では
　　　　行ったつもりで布団にしたりしてね。それでも副作用は，これからは減って
　　　　いくことは減っていくわね。
B　　前やったら車椅子から降ろしてくれ言うときに，ものすごい悲壮な声で言う
　　　　たやろ。それがこの頃「降ろしてくれぇ……」いうような感じやろ。でも降ろ
　　　　さへんかて，そのままじっとしておるみたいやね。
C　　がまんできるところまではしているみたいよ。いまは薬の副作用があるし，
　　　　無理はあまりできへんでしょう。
E　　苦痛じゃないようにするということから考えないと。できないというのでは
　　　　なく，しながら，楽にやっていくということ……。

　　　　ここでの話から，記録には書いていないが，前回に決めたことは一応実践
　　　　されているようである。だが，新しい問題，薬の副作用が出てきている。そ
　　　　こで，その事実を踏まえて次のように計画の修正をはかっている。

リーダー　一応のアウトラインを決めておいてね，副作用の増減によって調節し
　　　　ていけば行けるから，この時間からこの時間まで，びしっとするんじゃなく
　　　　て，その日のナースの目で判断して。まったくやめてしまうというのもね。
　　　　せっかくここまでやったことが，また後退していくのは，Mさん自身に
　　　　とってマイナスやから。やっぱり一応車椅子に乗って，食事も食べられるよ
　　　　うにトライしていく。

　　　　次に，これまでの討議のなかには触れられていなかった，Mさんの精神
　　　　的・情緒的問題が話題になっている。それはMさんが，計画どおり車椅子
　　　　に座れなくとも別の面でのリハビリが可能ではないかということからきてい
　　　　るらしい。

D　　いままで自分のことだけだったのが，目が広がってきてるんです。例えば
　　　　ナースのその日の顔とか，そういうことに関心があるのです。すごいです
　　　　よ。以前に比べて，はるかに精神面が……。

C　いまの話，わたしの知っているMさんのイメージと違うものね。
D　だから，日課表にそういう精神的なもの入れてみよう。
C　いいことだね。
A　難しいな。
B　あの詩をね，読んであげるとか。いいと思いません？
A　寝たきりのHさんのでしょう。
C　それはいいことね。
D　泣くわ，絶対に。
C　ワーッ言うて泣くわね。
D　そういうことを感じさせるということはいいことやね。嬉しいことや悲しいことも。
B　車椅子に乗れるんやから，元気な人のところへ行ってしゃべったら変わるかもしれん。
C　新聞読んでもいい。情報与えることで，感情刺激かな，もっているものの目をさまさせるんですね。
E　いま，副作用のひどいときは，身体を起こさんでもいい。何かリハビリの要素になることをしてもいいものね。
リーダー　そうしたら，この前継続したことも一応続けてやってみることにして，副作用などで患者さんの状態が悪いときには，判断して少し少なくするかやめること。それから精神的，感情刺激に関しては，何をということを決めるのではなく，それぞれいいなと思うことを自分なりにしてみることにしましょう。その日の受け持ちがいいと気づいたことを日課のなかに入れていくということです。……**カンファレンスの確認と計画の修正**

　以上のカンファレンス内容を読んで感じることは，おそらく最初リーダーが予想した以上の活発な意見が出てきたことであろう。集団の知恵がどんどん拡大する様子がわかる。しかし，問題は大変活発に話されたが，特に精神面の刺激について，誰がいつ，どのように行うかについての具体的な確認がされなかったことである。つまり意見を述べても，それが実際のケアに反映しなければ，本来のカンファレンスの目的を達成したとはいえない。そのことについては，次の看護記録とカンファレンスで見ていくことにしよう。

看護記録とカンファレンス

　看護記録とカンファレンスという場合に，2つの意味がある。1つは，カンファレンスで討議したことが，正規の記録に記載されることである。もう1つの意味は，カンファレンスで決定したことが，どのように実践されたかが，看護記録を通して読み取れるかどうかである。電子カルテ時代で看護記録のイメージも内容もかなり大きく変化した。しかし，記録のもつ本質的な意味は変わらないと

図 1-1　M さんのカーデックス

患者名（三〇和△　）　No. 2

治療方針		看護目標		
月／日	問題点および判断	対策	展開	サイン
9/3	車イスにのる時間が少なくなった	10:30 or 11:00から車イスにのり．昼食もそのままで食べる様にする．（イスに坐った方が姿勢的には自然で楽である） 坐位時間延長を目標として． 午后はB.B. 入浴等のcareの間に坐位訓練をする．		
9/5	最近の三〇さんは他の患者さんの事やまわりに目が向いてくるようになってきた． テーマ． 心に感じさせるcare なにがあるか についてのカンファレンス 9/8 継続的に計画が実施されず評価できない．	・Ns おのおのが感じさせられるなにかをcareの中に入れていく 例．詩をよむ．他患の部屋を訪問し話をしてみる． ・日課表作製．	9/5 シンメトレルによる副作用あり．ボーッとしたり．手のしびれ等あり 評価できにくいが患者の状態をみながら判断して続けていく． 1人．1人が思うcareをしていくが，どうしてそうしたかを記録に残していくようにする．	

思われる。

◆カンファレンスの記録

カンファレンスで決定したことを，どこに記載するのがもっともよいかは，活用に便利であることと，保存しうる記録であることを考慮して決めればよい。施設によって，カーデックスに，看護記録に，または，特定のカンファレンスノートに記録するようである。また，電子カルテに取り組む施設の急増するなかで，看護問題や計画とクリティカルパス，そして記録の問題をどのように処理すべきかについての検討課題が出てきている。毎日の看護実践に役立てるためには，カンファレンスに出席しなかった者の目に容易にふれるようにするべきであろうし，看護の継続性という視点からは，患者別に書かれることが望ましい。そして，先に述べたように，カンファレンスは集団の意思決定の場であることから，看護過程を後日ふり返り評価していくためにも，保存されるべき記録に書かれたほうがよいことは言うまでもない。

前述の事例について，実際にどのように書かれているのか，図 1-1 のカーデックスを参照してほしい。

2 回にわたるカンファレンスの実際と合わせて参照すれば，決められたことが比較的正しく記述されていることがわかる。

◆カンファレンスで決定した実践記録とその評価

次に，実際に計画どおりに行われたかどうか，看護記録を参照してみよう。

■Mさんの看護記録

○月○日のカンファレンス当日の記録

11：00　車椅子に乗ってもいつものように「早く降りたい」との訴えなし。尿漏れあり。デイルームでしばらくTV見ているが，「歩いて帰る」と言い出す。

12：00　食事を車椅子にて摂取する。約8割。

15：00　座位でTV見ている。静かに座っており，ドラマを見て泣いたり笑ったりしている。

16：00　座位のまま訴えなし。そのまま様子みる。尿漏れ(−)。

18：00　家人介助にて夕食食べている，「サンマを焼いている」と笑いながら言う。

……略……

その翌日の記録

7：00　コールしてこなかった。下肢痛訴える。

8：00　発汗多い。食事自分で食べようとしない。右手がしびれているという。スプーンですくって本人にもたせて食べる。全量OK。

10：30　発語あるも不明瞭なり。「しんどい」と何度も話す。食事も右手がしびれて力が入らず。食べさせてもらったとのこと。

……略……

△月△日の記録

6：30　開眼しているが何も訴えない。

10：30　右手のしびれ感持続。言葉がはっきりせず口の中でもごもごしゃべる。いつもより元気なく言葉数も少ない。

11：30　尿失禁あり。尿意はわかったがすぐ出てしまったと……。「歩いて行ったらよかった」と話す。

同日，カンファレンス〔→p.27−29〕後の記録

15：10　車椅子で散歩する。ほかの病室に行ったが，ボーッと人を見ている。発語(−)。

15：40　飛行機の落ちた話をすると関心なさそうに「そやなあ」と。H氏(カンファレンスのとき話題になった詩の作者)の話をするとTVを見るのをやめる。「体操の先生で鉄棒から落ちて首から下が動かなくなった」と話すと「鉄棒は落ちやすいからなあ」「首でも打ったんやろ……」と言う。TVの内容を話してくださいというと「そんなもんないわ」となげやりな言葉。「本を読もうか」と言うと「できへんやろうな」と自信なさそう。「徐々にできるようになる」と言うも「むりや」と言う。

17：00　隣のOさんが泣き出すと一緒に泣き出す。

(1) 筆者の評価

以上の記録と前記のカンファレンスを対比させれば，Mさんの状況がよく理解できるだろう。特に，△月△日のカンファレンスのあとでかかわったナース

第1章 看護におけるカンファレンス

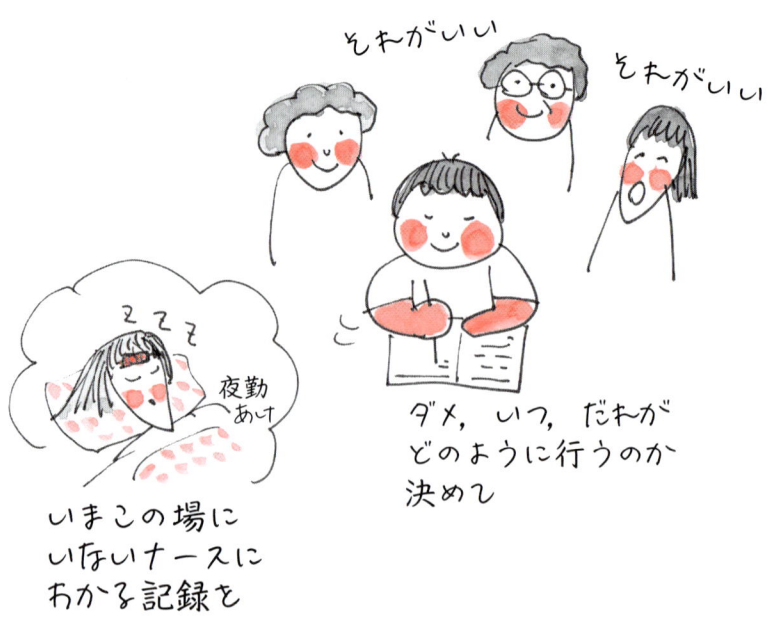

は，カンファレンスで申し合わせたことを忠実に行おうとしていることがわかる。しかし，この日の患者の様子は，カンファレンスで決めたことが，そんなにはうまくいかないことを示している。

　記録を読み進めていくと△月△日に話し合われたことの実践は，当日の記録にのみ書かれていて，その後の記録には，患者の状態の記録はあるが，ナースのはたらきかけの内容についての記録は見当たらない。

　「継続的に計画が実施されず評価できない」とカーデックスに書かれているから，記録漏れではなく実際に援助が行われなかったのであろう。

　実際にはこの評価を書いた日にまたカンファレンスが開かれ，そこで「もっと意欲が出るようにはたらきかける」という方針が出された。具体的には，カーデックスに「11：00 車椅子　詩を読んだり，訪室したり，午後受け持ちで考えてはたらきかける」とあり，前回記録に反映していなかったことの反省からか，「各自のはたらきかけは記録に残し，Mさんの反応も残しておく。そして皆で目を通し検討する」と記載されている。だが，残念なことに，その後のMさんへのナースのはたらきかけの記録は見当たらない。失禁や尿意頻数の状態のほか，下肢痛などの訴えの増加が目につく記録である。

　「患者の意欲を引き出す」ことを最重要視したが，果たしてこの時期のこの患者にとって正しい計画であったのだろうか。そして，ほぼ3日ごとのカンファレンスが開かれているにもかかわらず，計画した内容の是非についての評価がなされていない。せっかくの時間を使ってカンファレンスを開くわけであるから，チームのなかで，そのことに気づく人がいてもよかったのではないかと思われる。

(2)　誰が見てもよくわかる記録を

　以上は，実際の記録とカーデックスを客観的に見た筆者の率直な評価である。

ここで，ややカンファレンスの内容に立ち入りすぎたきらいがあるが，その理由は，こうした評価に耐えうるカンファレンスの記録が残されていたためである。その意味からはこのチームのカンファレンスの記録も，看護記録もよく書かれている。問題は前節でもふれたように，積極的な意見が出されても，それをただ，「賛成，賛成」と言うだけで，その場の雰囲気に押されて，"誰が，いつ，どのように行うか"の記述がされていないことである。

　「ナースおのおのが」とか，「1人ひとりが思うケア」といった記述は，わかっているようでわからない。その場に居合わせた者には理解できるかもしれないが……。カンファレンスで話し合われたことを看護計画にどのように表現するかの工夫が必要である。

申し送りとカンファレンス

　看護業務のなかで各勤務帯ごとに行われる申し送りの占める比率の高いことがよく問題にされる。そこで，申し送りの必要性をめぐる論議も活発で，ナースステーションでの申し送りを廃止して，看護回診（ウォーキングカンファレンス）を行い，患者のベッドサイドで，患者を実際に見ながら看護評価を行っているところもある。なかには，テープに吹き込んだ報告をあとで聞くといった方法を取り入れている施設もある。

◆申し送りの問題点は何か

　申し送りの必要性についてはさまざまな論議があるが，短期間で入院目的を達成するためには，効率のよい計画を患者の日課に組み入れる必要があり，そのために，前勤務帯からの引き継ぎ事項を申し送ることは必要であろう。ただし，1人当たりにすれば短時間でも，参加するスタッフの時間を合計すると膨大になる。そこで，必ず口頭で引き継ぐ必要のある事項と，記録されたものを参照することによって理解できる事項を区別して行いたい。ただ，患者の1日のどこかの時間帯にチーム全員が集まって，ある一定の時間を患者に絞った検討をすることは，看護体制の如何を問わず必要であり，申し送りの場が活用されることはよくあると思われる。

　例えば，深夜勤務者からの報告を聞いたあとにチームに分かれて行われるミニカンファレンスがある。それぞれ，今日の受け持ち患者の状態を再確認し，どのような問題について援助すべきかを話し合う目的で行われるのであるが，必ずしもその意図どおりうまくいっているようには見えない場合が多い。つまり，そこでは，申し送りですでに一致しているはずの患者の情報が，再度確認されているにすぎないことが多い。

　これでは，カンファレンスと称してはいても，時間の浪費である。朝の時間帯は貴重である。できるだけ早く患者のところに行って，適切なケアをするためにも，短い時間を有効に使いたい。申し送り自体をカンファレンスのもつ要素を生

かした有効な場にする工夫が必要である。そうした視点からみれば，朝の申し送りでは，情報の提供者は深夜のナースであり，その情報に基づいて日勤のナースが不明な点を正し，リーダーナースや受け持ちナースは患者の問題点を整理する場として活用できるのである。

　申し送りはかなり簡略化されたが，いまだに長引く傾向のある職場では，看護上の問題の検討までその時間帯で行うことは不可能であると危惧するかもしれない。もし，そうした機能を申し送りのなかに入れるとしたら，現在各所で行われている申し送りの方法については，かなり大胆な改善が必要であろう。現在行われている申し送りの最大の欠陥は，申し送る個々のナースの力量によって，患者の情報が断片的で，とらえにくく，その内容のレベルがまちまちであることであろうか。では，どうすればよいか。これは単なる申し送りの用語の使い方や，間のおき方の問題ではない。"情報伝達の技術"の問題として考える必要がある。

◆申し送りの活用法

　情報伝達の方法はさまざまであるが，申し送りは送り手も受け手も同じ場に居合わせて口頭で行われる伝達方法である。そのメリットを最大に生かして，一方的な伝達ではなく，情報交換の場としての活用をしなければ，現在のようなかたちで行われている意味はあまりないだろう。

　では何をどのように送り，受け手はどのように受けるか。患者個別の問題に限っていえば，次の5点になろう。

❶現在どのような状態であり，それをどう判断したか。
❷その人に対して行われたケア，または医療行為の内容。
❸その結果。
❹評価。
❺以上のことをふまえて，送り手の判断に基づく次の勤務帯への要請。

　こうしたことを実行していくためには，看護記録の記載方法とも関連するが，各勤務帯ごとに患者の状態と行ったケアならびにその評価を要約する習慣をつけることによって，かなり実現可能になると思う。

　受け手の側は，ただ聞くというのではなく，送り手のメッセージのなかに含まれているさまざまな情報から，今日のケアに生かす内容を，整理選択しながら聞く態度が必要である。そして，自分なりに判断したことと，送り手の判断とをつき合わせながら，疑問な点はその場で確かめる。ただし，今日どうしていくかについては，時間の制約もあるので，申し送り終了後のミニカンファレンスで検討することになる。

　これらのことを無秩序に行うのではなく，その日の日勤責任者が運営の責任をもつようにする。そうすれば，申し送りについての準備が当然必要となってくるし，何といっても毎日のことであるから十分なトレーニングの機会は，全員がもてるはずである。ミニカンファレンスでは今日の仕事の割り当ての確認と，重点的な看護ケアが必要な患者への，具体的なアプローチの方法にとどめる。もう少

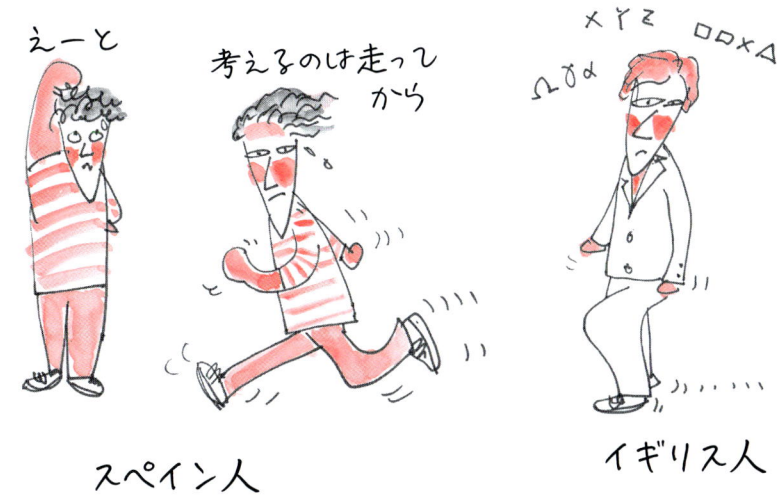

し深い検討をするのは，仕事の一段落したところで行えばよい。

　以上のような方法を実施するためには，ルーチンのケアや，処置の確認方法のシステムを確立すること，記録に書くことと口頭で申し送ることの問題整理，看護記録に書き，かつ口頭で申し送る必要性のある情報の種類を申し合わせるなど，申し送りやカンファレンス以前に検討しなければならない問題がある。パスはその一例であるが，パスがあるからといって個別で特有な問題を見落とさず引き継ぐことを忘れてはならない。それぞれの職場の条件に合ったやり方を工夫してほしい。

ウォーキングカンファレンス

◆歩きながらの情報収集はいいものだ

　「イギリス人は歩きながら考える。スペイン人は走ってしまったあとで考える」——これは，オクスフォード大学で教鞭をとり，スペイン文学の権威者でもあったマダリアーガが，その著書のなかでも紹介している有名な言葉である[6]。

　ウォーキングカンファレンスは歩きながら考える。歩きながら考えるのだから，あまり難しいことを考えるわけにはいかない。「歩きながら考える」には，足元に気をつけながら，自分が歩いていこうとする方向にも視線を向け，同時に四方八方にも気配りしなければならない。また，何のために歩いているかを見失っても困る。申し送りの改善案として考えられ，定着してきたウォーキングカンファレンス(歩きながらの申し送り)も，この「歩きながら考える」ことのように理

引用・参考文献
6) 笠信太郎：ものの見方について，p.16，角川書店，1975.

論と実践の両者に同時に気を配ることができて初めて，両者を統合し，相互に補い合うための手段となる。

◆ウォーキングカンファレンスの初声

　かって埼玉県のある病院で初声をあげたウォーキングカンファレンスを紹介しよう。ウォーキングカンファレンスを考え出すきっかけになったのは，腎疾患，糖尿病，呼吸器患者，膠原病，小児疾患も合わせた内科混合病棟に勤務していたある若い中堅ナースの一言であった。その病棟での業務量も日に日に増え，看護内容の煩雑さも加わって，申し送りに占める時間配分と確実な情報の伝達のシステムづくりが大きな課題になっていた。

　1985年のこと，そのナースといつも顔を合わせるたびにそのことが話題になっていた。ある日，「今年の私のテーマは申し送り」というそのナースの抱負を聞いてハッとひらめいたのが"American Journal of Nursing"で紹介されていたグラビアだった。Walking round と称して，ICU で記録を前にしながら，リーダーナースとスタッフナースが打ち合せをしている記事だった。私は「そうだ。これだ。これにしよう。どうせベッドサイドでやるなら患者さんも巻き込んで，ウォーキングカンファレンス（歩きながらの申し送り）はどうだろう」と彼女に提案した。

　行動力のあるそのナースはさっそく翌日，病棟のカンファレンスにそのことを提案した。「よいと思うことは，とにかく始めてみよう」という，病棟で一番若いナースの言葉に動機づけられてウォーキングカンファレンスはスタートしたのであった。

　このウォーキングカンファレンスは，院内の全病棟に広がり，全国各地からの見学も後を絶たなかった。

　何年か試行錯誤で行っているうちに，それなりのスタイルができてきた。この歩きながらの申し送りはいつの間にか，看護の回診という機能に変容していった。

　当初，ウォーキングカンファレンスを始めるに当たって，患者の前で漏らしてはいけない情報はどうするのか，という心配の声も聞かれた。しかし，始めてみるとそのような危惧の必要はまったくなく，むしろ患者の闘病に向き合う姿勢に動機づけられて，できるだけたくさんの情報を患者にも知ってもらうことのほうが，どれだけ意味のあることかがわかってきた。ただ，いままでナースステーションという密室のなかで取り交わされていた看護の情報交換がいきなりぶっつけ本番で患者の前で，しかも患者も巻き込んで行うのだから，やはり少々ぎごちなかったり，失敗もあった。

　例えば新卒1年目のナースは，深夜の申し送りのとき，痛みを訴える患者に医師の指示によってプラシーボの生理食塩水を1 mL注射したことを，「ゆうべ，痛みのためにAさんは眠れなくて，生食を……」とうっかりその患者の前で口に出してしまった。幸いAさんにはセイショクの意味が伝わらずに済んだからよ

かったものの……。口頭で伝えなくても指示板の記録を指で指しながら伝えることもできることを，この失敗例から学んだ。

新卒ナースの失敗も笑えないできごとだが，もっと困ったのがベテランナースの長年使い慣れてきた看護用語で，「A さんはゆうべ不眠でしたよね」「夕べは特変ありませんね」などと患者に向かって確認をするような場面に出くわす。長年の医療，看護の特殊性のなかで培われた看護文化からすっかり解放されるには，まだ時間が必要のようだ。

ウォーキングカンファレンスで改善された点は，決まった時間に必ずナースが病室に行くので，ナースコールがほとんど鳴らなくなったことである。いままでなら看護室で全員が申し送りに参加していた時間帯に，すでに受け持ちナースが病室にいること，ウォーキングカンファレンスの途中でも必要があればすぐ患者の要求に対応できることなどが，患者の安心にもつながったのだと思う。

◆ウォーキングカンファレンスの実際

3 つの事例を通してウォーキングカンファレンスの実際を見ていこう。

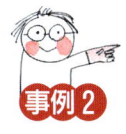

事例 2

がんのターミナルステージにある F さん（表 1-1）
深夜勤ナースは夜間排尿で失敗のあった F さんの状況から，F さんの状態をかなり重症感をもって評価し，治療室に転ベッドの時期かと提案した。

日勤の受け手のナースは，体温表，看護記録，深夜勤のナースの情報を参考にしながら，まず，自分の目で F さんにはたらきかけて観察する。F さんが「おはよう」と言って，受け手のナースに笑顔であいさつを返してくる。表情，顔色を見る。「いつもの F さんと比べてどうか？」，F さんの訴えのなかから「F さんがいま自分の状態をどのように受け止めているか？」などを洞察する。さらに，「声に力があるか？」「訴えの内容は正確か？（見当識障害などの意識レベルの低下はないか？）」なども観察できる。

ナースがベッドサイドを離れるとき，F さんは「さあ一服してくるか」と言って車椅子に 1 人で移動した。それをナースは直に確認できた。そして，F さんがホールにたばこを吸いにいく楽しみ —— F さんの日常性 —— を少しでも長く維持できる環境を提供しようという点で，看護のチーム間での意思統一（看護目標）の再確認をはかることができたのである。

尿の失禁があり，ADL の低下と重症感の目立ってきた F さんという先入観はひとまずベッドサイドではちょっとお預けにして，F さんの現在の状況についてのあらましの情報を念頭におきながら，看護チームでの"痛みなどの症状コントロールをはかりながら現状の ADL レベルを 1 日でも長く維持でき，F さんの生

第1章 看護におけるカンファレンス

表1-1　事例2　がんのターミナルステージ

看護目標
痛みなどの症状コントロールと現状でのADLを維持させながら，本人の闘病意欲を支持できるように

患者のプロフィール
Fさん，63歳，女性，乳がん，骨転移。塩酸モルヒネにて疼痛コントロール中。車椅子を自力で操作し気分のよいときはホールで喫煙，談笑などできていたが，この数日来，夜間尿失禁，つじつまの合わない言動が出てきている。 以前は，幼児教育に携わっていた。知的レベルはかなり高い。病名について医師からの説明はしていない。「治るのかねえ」などと時々ナースにもらす。現在8人の大部屋，同室者との関係は本人の社交的な性格もあり，よい対人関係が保たれている。

ウォーキングカンファレンスの実際	場面の解説
〈事前に深夜勤ナースより……Fさん，夜間尿の失禁あり，同室の患者がコールで知らせてくれた。ナース室の前の重症室に転ベッドの時期かとの提案あり〉	・Fさんの看護上の問題……ADL低下による排泄行動の障害がチームでの共通のテーマとして確認されたうえで，ベッドサイドでFさんを交えてのカンファレンスがスタートされた。
Ns　Fさん，おはようございます。 Pt　おはよう〈しっかりした声でにっこり笑う〉	・今日の受け持ちナースがリーダーシップをとって，Fさんにまずはたらきかける。
Ns　ゆうべはとっても冷え込んだけれど，痛みはどうかしら Pt　〈痛みのアナログスケールをナースにみせる〉	・Fさんの声，表情，顔色から一般状態を観察する。いつものFさんと比べてどうか？元気がない，まあまあ，元気そうだ，無理して元気なふりをしている，などを読み取る。
Ns　〈5と記入されている〉ゆうべは痛みちょっとつらかったですね　痛みどめ（MSコンチン）3回に増えたけれど効き目はどうかしら。様子によってはまた医師ともよく相談して，少しでも楽になる方法を考えてもらいましょう。	・Fさんのいちばんの問題について関心を向ける。
Pt　痛みはずいぶんようなっているのよ。ただ夜になるとよう起き上がれなくて，体が思うように動かなくなって困っているのよ。食事は朝牛乳飲んだけど，パンは食べとうない。昨日，娘がもってきたカステラあとで食べるから大丈夫。	・主訴をしっかり聞く。 ・主訴を聞きながら食事の摂取の状況，Fさんがいまの自分の状態をどのように受けとめているかを，表情，訴え，温度表，看護記録の経過に目をやりながら観察し，Fさんの状態を読み取る。
Ns　〈床頭台の上にカステラの包みがあること確認〉 〈床頭台，ベッドサイドのまわりがちらかって乱雑になっていること確認〉	・あらゆる角度，四方八方に目配りして，観察する。 ・ベッドサイドの環境が安全で清潔に保たれているか？
Ns　足元ころぶと危ないので，あとで少しベッドのまわり整理しましょうね。 Pt　お願いね。1人ではどうにもならんのよ。	・Fさんと相談しながら，援助の必要なことを納得させ，計画を立てる。
Ns　では，あとでまた来ますからね。何かあったらいつでも呼んでくださいね。 〈コールの位置をとりやすいように確認する〉	・手助けが必要なときには，いつでもOKということを伝えて安心させる。
Pt　では，ホールで一服してくるかな 〈車椅子に1人で移乗して出かける準備を始める〉	・Fさんの行動からFさんの現状での闘病についてのしっかりした姿勢を読み取る。

活の質を考えて，本人の闘病意欲を支持していけるように"という看護目標に沿って，目的意識的な観察とはたらきかけをベッドサイドで患者を交えて行った。

その結果，たしかに夜間の失禁のエピソードはあったけれども，とりあえずFさんのレベルは急激に低下していないことをチームで確認した。Fさんの言動から積極的な闘病姿勢を直にベッドサイドで目で見て聴いて，さらに病室内のほかの患者との和やかなやりとりも伝わってきた。当面，Fさんは重症の部屋には移動しないで，経過を注意深く見ていこうという方針がチームで確認された。

Fさんのウォーキングカンファレンスの実践を通して，次の2つを学ぶことができた。1つは，看護のプロセスでの情報収集の目的は，あらゆる角度から集めた情報を客観的に判断して，個別の患者のニーズに応えるための手段の1つであり，よりよい看護サービスを計画し実践するためのものである。もう1つは，"先入観なしにまず対象にはたらきかける"ことこそ正しい患者像の把握につながり，的確な援助方法に結びついていくということである。

事例3 **重度意識障害で集中的な全身管理を必要とするKさん**（表1-2）

このケースの場合，ベッドサイドに行くのは，経験年数の比較的浅い卒後2年目の送り手ナースB，そして受け手はキャリア十分のナースAとリーダーナースの3人であった。

まず意識レベルの観察―送り手，受け手双方で目の前で呼びかけ反応をみる。送り手ナースの観察では呼名反応がはっきりせず，痛覚でわずかに顔をしかめたという。受け手ナースAが頸部の皮膚を軽くつねると，その手をはらいのける動作がみられた。つまり刻一刻と変化する患者の状況を送り手，受け手双方のナースの目と耳と手で相互に確認して，患者の意識レベルは微妙に変動があることがわかった。そして現在，患者の意識レベルは昨夜に比べるとややレベルアップしていることが，チームとしての共通の評価として確認され，医師へ報告された。

患者は喘鳴呼吸をしている。何が起きているのか？ ベテランナースAはまず「痰づまりはないか？」と考える。「夜間，痰はよく吸引できたのか？」と聞く。「固くてあまり吸引できない」と言う。その場で肺音を聴取する。いま目の前に起きている患者の事実を，経験，知識のバラツキを修正しながら，複数の眼で確認することでより客観性の高い観察技術の獲得と判断を導き出すことができる。しかも目の前でタイムリーに患者の苦痛の原因を推測し，少しでも安楽にするための計画を立て，実践に結びつけることがウォーキングカンファレンスの特徴の1つであり，利点ともいえる。

このケースは易感染下で，ベテランナースAはすばやく温度板に目を配り，

第1章 看護におけるカンファレンス

表1-2 事例3 肝性脳症による意識障害重度，集中的な全身管理の必要なケース

患者のプロフィール	
Kさん，58歳，男性，肝硬変 病歴10年。入退院を繰り返していた。腹水による腹満著明，血中アンモニア上昇，全身黄疸，はばたき振戦，意識混濁，せん妄，予後不良との医師の所見あり。	

ウォーキングカンファレンスの実際	場面の解説
（Ns. A…受け手のナース） （Ns. B…送り手のナース） Ns. A Kさんおはようございます。 Pt 〈わずかに開眼するが，すぐに閉じてしまう〉 Ns. B "昨日から呼名反応はっきりしません。痛覚ではわずかに顔をしかめます。" Ns. A 〈頸部の皮膚をつねってみる〉 Pt 〈ナースの手をはらいのけようとする〉 Ns. B 昨日に比べて，わずかに反応みられますね。	・意識レベルの変化を相互に目と耳で直に確認できる。
Pt 〈軽度に喘鳴呼吸している〉 Ns. A 夜間，痰は吸引どうでしたか。 Ns. B 黄色の固い痰がひけましたが，あまりたくさんではありません。両肺野の狭窄音が目立ちます。 Ns. A 〈聴診してみる〉 痰が固くて，喀出しにくいようですね。医師に相談してネブライザーの指示をもらいましょう。口腔内も乾燥して，汚れていますね，口腔ケアを確実に実施していきましょう。 〈バルーンのラインをみる〉	・喘鳴が聞こえる。その背景を双方のナースの経験，観察力量をつき合わせながら，評価して方針が出せる。 ・直に患者の状態から口腔が乾燥，汚れていることが確認でき，ケアの計画が細かく立てられる。
Ns. A 〈温度板をみて，昨日の尿量，バイタルの動きをみる〉 尿量いまこれだけですね，昨日と比べて増減目立ちませんね。混濁がすこし目立ちますね。感染はどうかしら。〈温度板に検尿の指示あること確認〉	・尿量の増え方，性状も目で確認できる。
Ns. B 腹満が強いためか，呼吸も荒く苦しそうです。体位はセミファウラーで過ごしました。この姿勢で様子を見てください。	・患者の安楽な体位について目の前の状況から最善の工夫が確認できる。
Ns. A 〈酸素流量計の流量を確認，点滴の速度と残量を確認する。指示板から今日の指示，治療の内容を読み取る〉 Ns. B 発熱のため昨日から抗生剤…の指示追加です。陰部のただれに清拭のあとこの軟膏(床頭台の上を指さして)を塗布してください。	・指示として記入されている内容が確実に実施されているかを実際に目で確認できる。
Ns. A "Kさん，今日も1日よろしくね"と手を握る。 Pt 〈ナースの手を握りかえす〉	・患者とのコミュニケーションがはかれると同時に意識レベルの新たな確認にもなる。

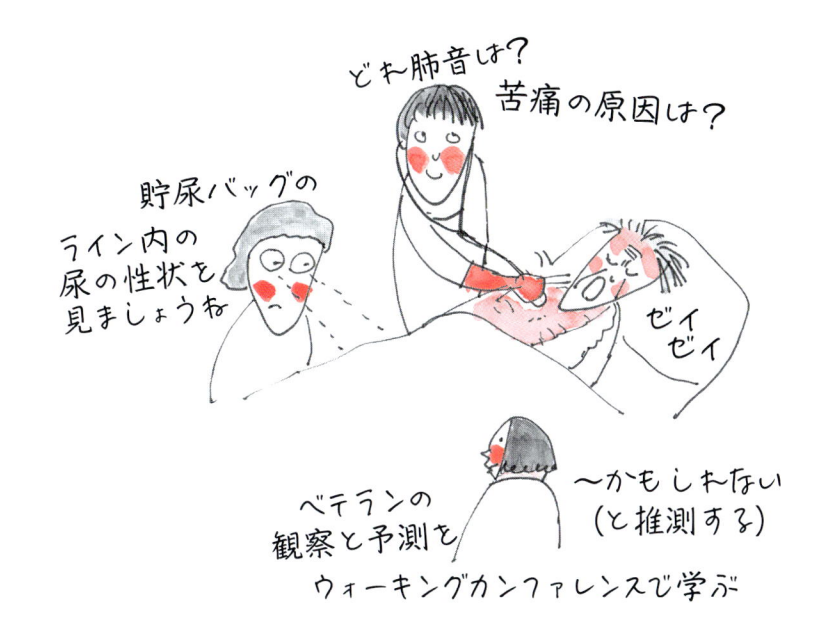

昨日から37℃台の発熱に注目する。微熱のファクターは？　貯尿バッグのライン内の尿の性状に目を向ける。尿が混濁していて汚ない。あらゆる角度から見落としのない観察と予測性をもって判断できるナースAの技術は，患者の利益になるばかりでなく，看護観察の実際を習得するための相互学習の機会ともなる。

　臨床でのナースの間でよく話題に出される，看護アセスメントがなかなか難しくてできないという点について，朝，夕にベッドサイドでの生の教材（患者からの学び）を通して，事実を見る目を養い，見たことをどう判断して，よりよいケアの方法をどう見つけ出していくのか，実務能力の開発の場としてもウォーキングカンファレンスは有意義な手段の1つであるといえよう。

事例4

糖尿病，アルコール依存症なのに病識に欠けるAさん
　表1-3にその事例を示した。

◆ウォーキングカンファレンスは看護にどのような変化をもたらしたか？

　ウォーキングカンファレンスが臨床現場の看護ケアに量的，質的にどのような変化をもたらしたか，それを明らかにすることは難しい。すなわち，看護現場は24時間の連続性のなかでその多くは2ないしは3交代制シフトという特殊な状況下にある。しかも伝達される情報の主な内容が生きている人間の刻一刻と移り変わる状態（病状）である。1人のナースの把握した事実を言語化し伝えることには困難さが伴う。医療技術の多様化と情報量の増大傾向は日に日にすさまじい状況になりながら，それに見合った人的およびシステムの整備の遅れなどがある。

表 1-3　事例 4　糖尿病，アルコール依存症のケース

看護目標

退院に向けて疾病についての理解を促し，自己の管理ができるように動機づけする

患者のプロフィール

Aさん，55歳，男性，20年来の糖尿病歴あり，アルコール依存傾向もある。定職はなく，家では妻の収入で生計を維持している。今回，就眠中，ゆたんぽによる熱傷3度，および血糖値600台と高値にてコントロールはかれず，入院加療中，食事1600キロカロリー，インスリン使用中。空腹感のためか，時々間食もあり，食事療法を守れない。足の熱傷も潰瘍形成で改善がはかれない状態。

ウォーキングカンファレンスの実際	場面の解説
Ns　Aさん，おはようございます。 Pt　〈ナースに視線は向けず，にやっと笑う〉 Ns　足の傷，今日は医師によく診察してもらいましょう。あまりよくなっていないようですね。 Pt　痛くもなんともないよ。 Ns　でも，昨日ガーゼ替えるとき見たとおり，膿が多くて，まだ傷がとても汚ないの，Aさんも見たでしょう。 Pt　うん。そうだね。 Ns　昨日の血糖も400で高いですよ。入院したとき，いくつでしたか？ Pt　うーん。600ぐらいだったかな。 Ns　入院したときと比べるとずいぶんよくなっていますね。食事はいま何キロカロリーでしたか？ Pt　1600キロカロリーだよ。 Ns　そうですね。1日の食事の量がいまAさんの言われたように1600キロカロリーで治療していくと，糖尿のほうもずいぶんよくなってくるのですね。 Ns　血糖がよくならないと，足の傷もなかなか治りませんね。もうひと頑張りですよ。食事がAさんの大事な治療の中心ですね。 Ns　食事は1600キロカロリーでしたね。いまの血糖400をもう少し，せめて200台に下げるように頑張ってね。そうすれば必ず足の傷もよくなりますよ。 Pt　そうだね。（素直にうなずく）	・Aさんの関心をひくような話題をまず投げかける。足の傷，医師の診察など。 ・より具体的なこと（Aさんの傷が汚ない）を話題にして，実際に本人の体験したことを思い起こさせて話を進める（患者を交えてのカンファレンスの進め方のテクニック）。 ・病識に欠けるこのようなケースの場合，具体的な数字を提示しながら，患者の主体的な関心をよび起こしていく。 ・糖尿病にとって，食事の熱量制限の必要性の意義を復習する。 ・傷の回復が悪いのは血糖のコントロールの悪さと関連していることを，順序よく説明して理解を促すようにはたらきかける。 ・具体的な目標（血糖200）を提示して，食事療法が守られるように，闘病に対する本人の自覚がもてるように，はたらきかける（少しでも希望がもてるように）。

こうした看護現場の構造的な限界のなかで従来の"申し送り"は宿命的な矛盾をかかえつつ，今日にいたったといえよう。

■**申し送りの問題点**

ここで，従来の申し送りの問題点を整理してみよう。

❶業務全体に占める申し送り時間の問題

一般病棟の看護単位での申し送り所用時間は約40分から1時間といわれてきた。特に朝の申し送りは日勤時間帯の最も業務密度の高い午前の時間にあたるため，基本的なケアの充実のためにも申し送り時間の短縮ないしは申し送りの中止

が話題になってきた。

❷口頭で伝えることの限界性−事実をどう判断し言語化するか？

　1人のナースの観察判断に基づいた情報と前の勤務帯のナースから口頭で聞いた情報を伝え合うことの不確実性，および記録との重複，すでに受け手の知っている内容の繰り返しによるムダ。

❸刻一刻と変化する対象と多様な背景と現象について，事実として定型化しにくい看護情報の特殊性。

❹コミュニケーションスキルの問題

　患者の事実に基づいて論理的に問題解決をはかる力が習熟できていないこと。また伝える，伝わるという情報の共有をはかるための相互伝達的なコミュニケーションの方法に不慣れであること。

❺情報源としての記録の問題

　とかく形式あるいはアリバイ記録の傾向が強く，自分たちの看護の実践を次の看護に生かせるような記録という点でいまだ不備であること。実践の積み重ねとして活用できる記録の工夫が特に必要。

■ ウォーキングカンファレンスの長所

　では，ウォーキングカンファレンスによって従来の申し送りの問題点をどうクリアできたのか，次の5つがあげられる。

❶従来の看護室での申し送りに比べて，ベッドサイドに早く行ける。

❷直に複数のナースの目，耳，手でふれて相互に観察ができ，経験・知識のバラツキが修正・補足され，より客観性の高い判断・学習ができる。

❸患者の前(公共の場)での話し合いであるため，話し言葉の訓練になる。

❹患者にたくさんの情報を提供できる。その場で患者の理解を求めながら計画を立てたり，患者の主体的な闘病意欲を引き出す機会としても利用できる。

❺交代時，ナースからナースに情報が正確に伝わったかどうかを患者自身もその場で確認でき，あいまいな点について患者自身からも修正できる。

　ウォーキングカンファレンスについてのアンケート調査をナース，入院患者に行った結果を**表1-4**に示した。

◆ウォーキングカンファレンスの可能性

　医療の高度化と人々の医療ニーズの多様化のなかで，看護の業務密度はますます高まる一方であり，看護はいまその機能と役割を果たすために，量的にも質的にも大きく変革していかなければならないときに立たされている。患者の一番近いところで，しかも医療チームのコーディネートの役割を果たすためにも，日ごとに増大していく医療情報を巧みに処理していく実務能力をナースは求められている。多様な情報源から必要な情報を選択し，ナースの目，知識，経験，実践などを駆使して個々の患者の問題解決にあたるという点で，ウォーキングカンファレンスはよりすぐれた情報処理システムとして機能できると考える。

表1-4 ウォーキングカンファレンスについてのアンケート調査

■ウォーキングカンファレンスを実施してみて	
●メリット	●デメリット
・患者から直接，情報が得られるので，手術患者などは特に状態が把握しやすい。 ・午前中の仕事に余裕がある。 ・点滴を早めにつなぐことができる。 ・前もって話してあるので，患者がすぐに行動に移ってくれる。 ・指示の落ちが少なくなった。 ・ほかのナースが伝える内容が，よく理解できるようになった。 ・問題解決に向けて，患者とともに考えられる。 ・ナースコールが少なくなった。	・ナース同士でのカンファレンスの時間がもてない。 ・聞き取りにくい。 ・歩いて回るため疲れる。 ・患者の前で言ってはいけないことを，つい言ってしまう。 ・全員でカーデックスをのぞいているので，患者は不審に思っているのでは？ ・患者のプライバシーが守れないのでは？ ・患者からの訴えのなかに，「回ってきたときは，思ってても言えなくて，あとでコールしてしまう」 ・言いたいことが言えない。（ナース） ・申し送りに夢中で，カーデックスを見なかったり，患者の顔を見られなかったりする。 ・受け持ち以外のところは，聞き逃すことが多い。 ・カーデックスを持ち歩くため，医師が指示を書けなくて困った。
●検討すべき点，改善すべき点	●対策
・患者への声かけが少ない。 ・いろいろとバイタルサインなど言ったあとで，「変わりない」というのはおかしい。 ・直接ベッドサイドに行っているのに，点滴などの確認がしていないため，コールがある。 ・準夜勤へのウォーキングカンファレンスは不要。（検査結果など言えないことが多い）（家族との面会時間を中断する） ・朝，検査が多いとき，ナースが不足したときの対応はどうするのか。 ・カーデックスが使えないとき，急な医師からの指示はどうするか。	・ベッドサイドで行うメリットを考えたら，受ける側の質問形式としてはどうか（検温のように聞いて歩くことで，患者に必ず声かけができる）。 ・カンファレンスは昼に行ってはどうか。 ・新入患者のオリエンテーションも必要では。 ・患者の前で言えないことは，あらかじめカーデックスに書いておくか，メモを挟んでみては。 ・患者が自分で言えないこともあるので，言いやすい状況をつくる。 ・半日勤務の活用 ・回る順番はあらかじめ決めておく。 ・なるべく指示は16：30までに出してもらうよう医師に協力してもらう。
■ウォーキングカンファレンスをどう思いますか？（入院患者24人へのアンケート）	
☆よいと思う……16人 （コメント） ・引き継ぎのナースの顔がわかる。 ・本人を前にして引き継ぎができてよい。 ・自分の要求がその場でできてよい。 ・自分のいまの状態と，これからの予定が（明日の検査など）よくわかる。 ・1日のリズムのなかで，朝・夕のけじめがあって安心する。	☆何も思わない……4人 （コメント） ・仕事上のことだから。 ・病院の都合でなさっているので，何もございません。 ☆ノーコメント……3人 ☆病室では必要ない……1人

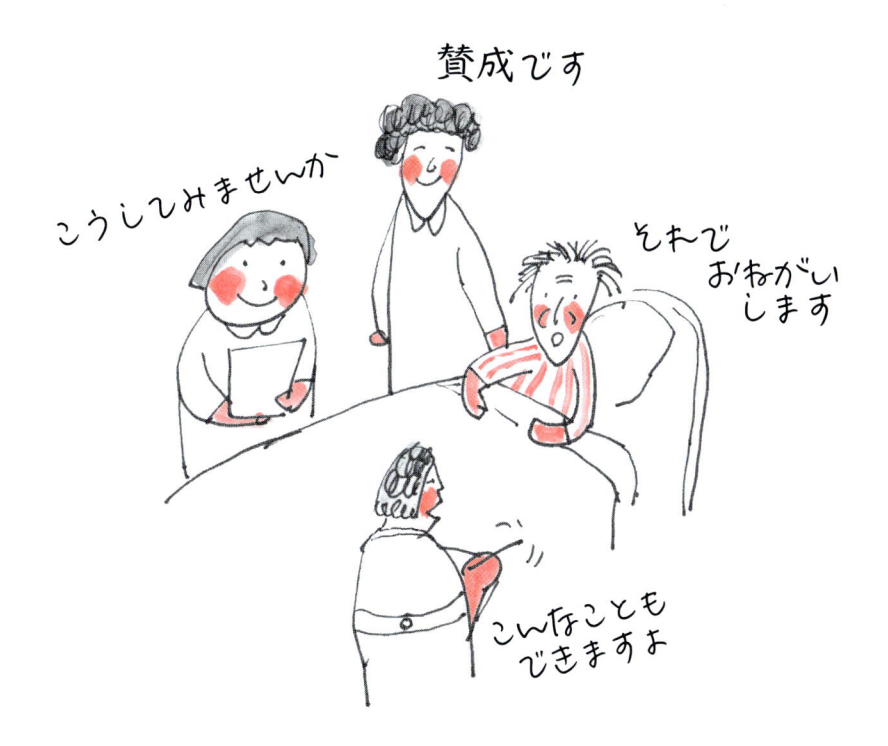

また人々の多様な医療ニーズに応えるためにも，看護はその人の必要に応え，その人にふさわしい自立を促すためにはたらきかける。ナイチンゲールは『看護覚え書』のなかで「病気とは回復過程である」[7]と述べている。その人を助け，その回復過程に関わることをヴァージニア・ヘンダーソンは「あるいは死が避けられない場合は，厳然とその死にゆく過程 —— 生命の流れ —— に沿って，その人にふさわしい手助けするには，ナースこそ最もふさわしい立場にある」と『看護の基本となるもの』[8]のなかで明確に述べている。

　事例2では，予後不良の病のため，やがて死にゆく過程にあるFさんにふさわしい日常性を維持できるよう，ウォーキングカンファレンスはFさんのありのままの事実を共有しながら，看護チームの目標に沿ってのはたらきかけを可能にした。

　医学の進歩に伴なって，生命は永らえても病の癒えることはなく，生涯闘病を続けるケースはますます増えている。その人の必要に応え，やる気を促す動機づけのはたらきかけは看護の教育的役割として今後ますます重要である。

　事例4の場合，朝・夕のウォーキングカンファレンスの機会をとらえて，患者を巻き込んでの相談・打ち合せというシチュエーションによって，ごく自然に患

引用・参考文献
7) フロレンス・ナイチンゲール著：看護覚え書—看護であること・看護でないこと，湯槇ますほか（訳），現代社，2000．
8) ヴァージニア・ヘンダーソン著：看護の基本となるもの，湯槇ますほか（訳），日本看護協会出版部，2006．

者をその気にさせることに成功している。このようにウォーキングカンファレンスは患者への教育的はたらきかけの機会であると同時に，ナースのコミュニケーションの技術を高めるための絶好の手段ともいえよう。ますます厳しくなる職場環境のもとで，朝のウォーキングカンファレンスが唯一，患者とのかなり深いコミュニケーションのときであるということもありうる。

ウォーキングカンファレンスの可能性はいまだ未知数である。看護の理想を追いかけながら，よりすばらしい実践の科学を創り出すために歩み続けたい。

ケースカンファレンスの実際

これまで述べてきたカンファレンスは，比較的短い時間内で，看護上の問題（ケア計画の検討，看護管理）についてのカンファレンスであった。そして，主として，チームカンファレンスについて述べてきたが，このほか看護体制の如何にかかわらず，患者の経過や看護の過程についての検討を行うことがある。これをケースカンファレンスという。

ケースカンファレンスでは，特に検討を要する事例について取り上げるので，通常のカンファレンスよりも時間をかける必要がある。

◆ケースカンファレンスに取り上げる患者

❶日常のチームカンファレンスでは十分に討議できなかったが，なお未解決の問題を残している患者
❷その看護過程上，メンバーが体験を共有しておいたほうがよいと判断した患者（看護目標の達成がなされた例，事故事例，死亡事例など）
❸解決困難な問題があるため，全員の知恵を出し合う必要性のある患者（必要に応じて他職種の参加を求める）

◆ケースカンファレンスの準備

時間を余分にとるといっても限界があるので，討議の効率化をはかるため，事前の準備が必要である。そのためには，あらかじめ，事例提供者を決定しておく。誰が事例提供者となるかについては，その患者に最も深くかかわり合った者，または問題の所在を感じた者がなるのがよい。準備する資料は，問題提起を補足するもので，簡潔に問題意識の記述をし，必要に応じて看護記録のコピーや検査データを添える。

資料はできれば前もってメンバーに手渡しておき，メンバーはあらかじめそれを読んで自身の意見をまとめて参加するのが望ましい。それによって，参加者はその場に集まったときにすでに何を討議するのかを知っているので，スムーズに討議に入ることができる。

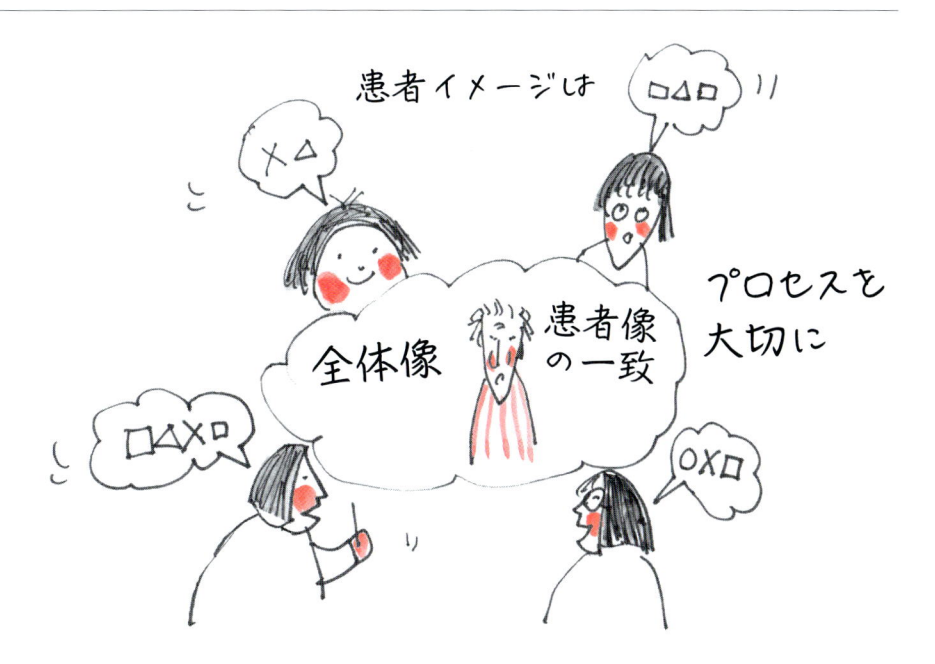

◆ケースカンファレンスの方法

　筆者のこれまでに参加したケースカンファレンスの経験を通して，大切なことと思われるのは次の4点である。

■患者像の一致

　同じ病棟に働く者なら，特に患者像の一致などは不要のように思われるが，実は1人の患者についてのとらえ方は必ずしも同一ではない。そこで司会者はまず患者についての，イメージの統一をはからなければならない。

　患者像とは，一般に病像と生活像と社会像を統一したものであるが，大切なことはどの時点での患者の状態を焦点にするのかである。例えば，慢性疾患で長期入院している患者を対象とする場合に，入院時の検査データは省略してよい場合が多い。また，患者の全経過を問題にする場合と，ある時期に絞った経過を問題にする場合では，必要な情報は異なってこよう。患者は常に変化し，状態は常に流動していることを意識したうえで患者像の統一をするように心がける。

　先に述べたように，1人の患者についてできるだけ多様で多面的な見方が望ましい。ナースも人間であり，生きて変化する存在である。しかも，それぞれのナースの生命観や看護観の相違もある。基本的には，看護職能としてのモラルにより，ある程度の見方の一致がはかれるとしても，微妙な点についてのくい違いが当然予想されよう。したがって，この段階での時間をかけた討議は，その後の討議内容に影響することを十分配慮しなければならない。

　患者の事実にできるだけ接近するためには，主観を排しこの見方はこれで本当によいかどうかを，たえず問いかけながら進めていかなければならない。ともすると陥りやすい，型に当てはめた見方になっていないか。もし，多数の意見であっても，そこで行うアセスメントは，患者のどのような情報から導き出された

ものであるかを，司会者またはリーダーは常に考えて会を運営することを忘れてはならない。

■問題が明確か

　とにかくケースカンファレンスをすれば何らかの回答が得られるとして，行きあたりばったりの開会にならないようにする。ウーリィらは，看護問題とは「患者本人にとって，あるいはケアをする人にとって，気にかかることのすべてである」という[9]。したがって，何が問題で，このケースカンファレンスで何を明らかにしたいのかをはっきりさせること。もし討議が暗礁に乗り上げたようなときにも，その問題意識にたち返ることが大切である。そして，問題提起者の問題意識を十分に理解したうえで，討議の焦点を絞った運営を心がける。

■結論よりもプロセスを大切に

　ケースカンファレンスを行うメリットは，共通な患者の問題を中心に多様な意見が出され，参加者それぞれが，自分の意見と違った考えや，その根拠について知ることができることである。また，最初はかなり固定していると思われる意見が，討議の過程を経て修正されていく可能性があり，この点は，個人の思考過程ではなかなか得られない。また，討議の深まりのなかで，予期しない結論に向かうこともありうる。したがって，そのプロセスに参加しないで，結論だけを得ようとするのはあまり意味がない。結論にはいたらなくともその過程の苦労を共有することに，深い意味がある。

■討議内容の記録

　ケースカンファレンスでの討議が正しかったかどうかは，討議の対象となった患者の看護が進行中の場合には，その患者の明日からの看護実践によって検証される。また，すでに退院，死亡した患者の場合には，その教訓を同様の看護構造をもつ次の異なった対象の看護に反映させることが可能である。そこで，できるだけ忠実に討議内容とそのプロセスを記録しておくことが望ましい。一例一例を大切にして，ある程度蓄積したところで，整理する習慣をつければ，それだけで臨床看護に有用な何かが得られるはずである。

カンファレンスと職場の活性化

　忙しい職場状況のなかで，カンファレンスの必要性を認めはしたものの，かなりの時間と労力を使うほどカンファレンスは本当に価値のあるものであろうか。カンファレンスを開いてみても，議論が空回りして結局のところメンバーの確信

引用・参考文献
[9]　F. R. ウーリィほか：看護のためのPOS，日野原重明ほか(訳)，医学書院，1978．

につながらなかったら，意味のないことである。議論になればまだしも，一部の人の発言に終始してしまい，会議のための会議に終ることもあるかもしれない。現実にかたちとして定例化してはいても，あまり効果があるとも思えず，ただ惰性で開いているといった職場はないだろうか。

　一方，毎日のカンファレンスは，もうすっかり日課のなかに定着していて，カンファレンスなしの看護ケアなど考えられないといった職場もある。しかし，そうした職場も最初からそうであったはずはない。幾多の困難を乗り越えながらカンファレンスを反復して，それなりの意義があったからこそ，定常化したのであろう。また，それらの職場のかかえていた問題は，その職場特有のものであったにせよ，ほかの多くの看護の職場の問題との共通点も多くあったはずである。そこで，これまでの実践例のなかから，さまざまな教訓を学び，カンファレンスの定着が職場の活性化にどう役立ったのかを見ていくことにしよう。

　カンファレンスで職場の雰囲気が変わり，ナースの姿勢に影響し，そこからケアの水準を高めることに成功した職場や看護チームというと，まず頭に浮かぶのは，旧国立療養所中野病院[注1]での実践の成果と，北海道大学医学部付属病院脳外科病棟の看護チームの実践報告である。いずれも，わが国でのカンファレンスの草分けともいえ，かなり昔の実践例であるが，年月を経ても学べる要素が多くある。ほかに筆者の体験も混じえて，それぞれの実践例をふり返ってみる。

◆患者に向ける目の変化―旧国立療養所中野病院の看護チームの実践

　「私たちは，この看護の展開過程の中でもたらされた変化というものが，私たち自身のナースとしての態度変容であること，そしてそれが患者看護のあり方を変えていったこと，しかも徐々にではあるが，それが患者にも反映していっていることに気づいてきた。そしてこの変容のみなもとはどこにあるかについて，たびたび討議を重ねるうちに，それはたしかにカンファレンスのうちにひそんでいるのだという確信が深くなっていったのである。結論的にはグループ討議によるナースの患者理解の深まりとでも言い表わしうるかも知れないと……。しかもこのことは看護の質と直結する事柄であると……」[10]

　これは，旧国立療養所中野病院における実践記録『患者に目を向けよう』の編者の言葉である。この著書が出版されたのは1966年のことである。40年以上も前の問題意識であっても，今日のカンファレンスの原点を示していると思う。カンファレンスを通して患者への目の向け方が深く鋭く変化していくさまは次の記述に明らかである。

　「はじめに，ナースの目に映る病院の状態が話合いの主題であった。そして次第に病める人間としての患者の姿が主題として皆の目に映るようになった。……

引用・参考文献
注1）国立療養所中野病院は，1993年国立病院医療センターと統合され，国立国際医療センターとなった。
10）大森文子ほか（編）：患者に目を向けよう，医学書院，1966．

略……こうして私たちの目の向け方が以前と違った，あるいは前より一歩深い，鋭い見つめ方が，カンファレンスを通じていつの間にか身についてきたことに気づいたのである。そしてこれは必然的に，外観上は同じでも内容と質において私たちの看護のしかたを変えてきていることにも気づかされた……。カンファレンスでは，今日まで私たちがナースとして所有し，行い，累積してきた看護の知識と技術と体験を率直に再検討し合い，私たちなりに看護行為の新しい意味づけを1つ1つ見出していったのである」

彼女らによれば，カンファレンスは患者の見方を育てたばかりか，職場における人間関係を一変させた。病棟管理のうえにもさまざまな変化が現われた。しかも，ある一時期の変化ではなく，当時の確信は，脈々と今日に継続していることは，現在なお職場に定着しているカンファレンスと，それに基づくケアへの姿勢からうかがうことができよう。

◆創造的な看護実践の背景に―北大脳外科看護チームの実践例

1972年に出版された，『看護の実践と科学』は，北大脳外科看護チームのメンバーの手によってまとめられた実践報告書である。この著書の基本となった雑誌連載を，当時現役のナースであった筆者は，毎号楽しみにしていたことを思い出す。意識障害患者や重篤患者の多いこの脳外科病棟において，24時間を通して2時間ごとに体位変換を行えば，褥瘡は必ず防止しうるとの力強い報告をはじめ数々の意欲的な看護実践は，看護の独自性を追究する多くのナースの共感をもって受け入れられた。また，意識障害者の生活リズムの確立を図るための，条件反射を活用したさまざまな独創的な試みは，医学の限界を打ち破る臨床看護の可能性の実証に大いに貢献した[11]。

そうした創造性の発揮された看護実践の背景に，何があったのか。それは，本著に明らかであるが，結論を言えば，当時一般的であった機能別看護体制でなしえなかったことへの挑戦を試みようとして，チームナーシングを学び，そのうえで独自の看護体制を導入し，チームカンファレンスを定着させたことである。特記すべきは，時流に乗ってそれに踏み切ったのではなく，討論を何度も重ねた末に，看護スタッフの意思と選択によって導入されたことであった。本チームで行われた新体制の討論は実に慎重を期していた。上からの押しつけではなく，主体的にその是非を長い時間をかけて討議したといい，それだけでも十分学べる内容をもつものである。

例えば，「チームナーシングをすれば，患者中心のよりよい看護ができるという，ナースたちの誠意ある性急さとあいまって，体制変えに意識を集中する傾向を生み出している」という明確な問題意識のもとで，「この体制は看護の独自の機能と患者中心の看護に対して何を保障しているのか……。われわれの獲得すべき

引用・参考文献
11）北海道大学医学部附属病院脳神経外科看護管理室：看護の実践と科学，メヂカルフレンド社，1972.

ものは何であるのかを明確に志向することなしには，その成果を期待することはできない」として，看護界の情勢を踏まえたうえでの学習を提案している。

そればかりか，何と6か月にわたる討論の結果，学習会を看護の本質追究の場として位置づけることに成功している。この点に関して，「私たちは，決して条件に恵まれていたのでもなければ，すぐれた指導者がいたわけではない。ただ私たちは─暗黙の了解─を避けることに努めただけである」と述べている。

そして，チームナーシングの思想を取り入れた独自のナーシングチームシステムと名づける体制導入を決定したのである。それは，単なるチームナーシングとは異なるものである。なぜなら，このままのナース数では，本来の効果を発揮することはできないことを見抜いたからである。彼女らの選んだ体制は，「個々のナースが担当の患者を持つ一方，チーム全体がお互いの看護を検討し合い，全体の能力がすべての患者の看護に参加できるような体制である。つまり，ナース個人の資質や能力に依存した独善的行為に陥ることを避けて，看護者としての意識が総合され，能力を還元し合い，相乗的効果でスタッフ全体が成長することをめざしたもの」である。

40年以上前に導入されて以来，わが国流の変法によるチームナーシング体制は，ごく当然のこととして，多くの病院で広まった。そして，カンファレンスはチームナーシングを成立させる1つの条件でもあった。最近はさらに患者個別のケアに責任をもてる体制としてのプライマリナーシングやケースメソッドなどが紹介され，すでに試行・実施されている。しかし新しい体制導入に対しては，個別の施設や職場の状況と照らして，慎重な検討を行うことが成功の鍵であることを，この実践記録は教えていると思う。

さて，上のような涙ぐましい努力の結果，施行に踏み切ったチームナーシングであったから，その体制を保障するうえでのカンファレンスを大切にしたことは言うまでもない。

当チームにおけるカンファレンスの目標は次のとおりである。

❶患者の提供する問題を，看護の概括化に照らして認識し，看護問題として規定する。
❷看護問題を解決するために必要な基礎知識の獲得と，科学的原則の応用を考察する。
❸患者の提供する個別的，または特殊な問題を一般的看護原則に関連づけたり，一般化されたものを特殊なケースに応用できる能力の獲得。
❹以上の過程から科学的原理に基づく行動計画の考察。

そして，午前・午後2回にわたるカンファレンスと看護回診を組み合わせた看護実践で，実に見事な職場とナースの意識の変革をやりとげたのであった。どんなに立派な体制であったとしても，実践されている看護に反映しなければ問題にならない。彼女らの実践は，まさに彼女らの選んだ看護システムとそれを支えるカンファレンスによって，社会的な評価を得たといえよう。

再度強調しておきたいことは，こうした成果が特殊な状況のもとで実現したの

ではなく，全国の多くのナースのおかれている困難な状況，多忙な業務という共通の背景をもった職場で実現した点である。そして特にこの点を強調したいのは，現代の医療現場の余りにも過密な状況のもとで，カンファレンスそのものが機能していないことも見受けられるからである。

◆外来におけるカンファレンス

最近の病院外来にはナースの姿が見えないという話をよく聞く。病院の規模や，スタッフの構成にもよるのだろうが，新患への対応も，診察を終えて診察室を出てからあとの説明にもナースが出てこない場合もある。また，診察室のなかは机の上のパソコンに向かう医師のみで，ナースはそばにはいない。一方，継続看護とか，プライマリケアと外来看護の関係が学会などの話題や専門誌の特集にもなっている。外来でのカンファレンスのもち方を論じるとすれば，外来看護の位置づけからまず始めなければならないだろう。ここでは，現状はともあれ，外来でもカンファレンスは必要との立場から述べる。

外来のカンファレンスは2つの場合が考えられる。1つは，外来全体のカンファレンスであり，もう1つは各専門科ごと，または同系列別の看護カンファレンスである。

■外来全体のカンファレンス
〔全スタッフのカンファレンス〕

全スタッフによるカンファレンスは医師，ナース，事務系，技術系職員など外来に働くスタッフたちの意思の疎通をはかり，解決しなければならない諸問題についての検討を行ったり，決定したことを直接説明する場にする。例えば，待ち時間の短縮についての協議や，患者対応に関する問題，病棟や関連部門との連絡などについて実施する。

誰が主催し運営に責任をもつべきかは，それぞれの施設の状況によって決めればよい。全体のコーディネート役の外来看護部門の長が，診療部門や事務系幹部と意見調整して行うとよいだろう。もちろん，可能ならば定期的に実施したほうがよい。

〔外来看護部門のカンファレンス〕

外来看護部門のカンファレンスは科を問わず，外来全体のナースの意思統一や諸提案の場にする。病棟と違い外来はとかく各科別に独立して，他部門のことに無関心になりがちである。また，診療がスタートしたら，相互に話し合うことすら難しい。そこで，連絡事項の徹底や学習の場にもする。

ただ，診療の関係で全員参加が困難なことも当然あるだろう。そのようなときは最低各科から1名は参加するようにしたい。一見それぞれの科に特有であるように見える問題でも，討論の過程で各科に共通な問題が出てくるものである。参加者は，事前に各科ごとのカンファレンスで意見をまとめ，正しく伝える必要があるし，また，全体のカンファレンスで決定したり議論されたことは，職場のカ

ンファレンスで伝達をはかるようにする。

■専門科別カンファレンス

近年，外来では専門外来の特殊性に加えて，がんの患者，精神面に問題を抱える患者，そして高齢者が増えている。また在院日数の短縮により，種々の医療行為の継続途上での在宅療養が始まって，通院治療をする患者も増加した。これらは，外来看護が従来にも増して重視される所以である。

外来の特性として，診療が始まったら，各スタッフはそれぞれの職務に分散してしまう。したがって，ナース間の意思統一をはかり学習の場をもつための工夫が病棟以上に必要である。

それは相当以前のことであるが，筆者が外来ナースであった時代も，非常に多くの通院患者の診療の介助とともに手術や内視鏡検査を含む繁忙な日々であった。うかうかしていると，目先の仕事に追われてナースが専門職であることも忘れてしまいそうだった。そこで，スタッフ間の意思統一と，毎日通院してくる大勢の患者のなかから気になる患者についての情報交換などをするために，朝の診療開始前，材料づくりの時間を利用したカンファレンスを行った。まだディスポ製品が導入される前で，材料づくりも外来ナースの仕事であったのだ。そのなかから，印象的なカンファレンスについて述べてみよう。この経験が外来ナースの役割を考えるうえで大変役立ち，各スタッフの意欲を高め，毎日忙しいながらも楽しく働く職場づくりに貢献したのであった。

■Sさんのこと

その患者をカンファレンスの話題にする前に，次のような筆者の思いがあった。それは，毎月実に大勢の患者が来院しているのに，果たしてそのうち何人の人を本当に知っているであろうかという思いであった。外来のナースとして，多数の患者のなかから，短いふれ合いで，問題点をもっている患者を見つけ出すにはどうすればよいかといった思いが，いつも頭を離れなかったのである。

そんなある日，注射票をもって，処置室の椅子に掛けたSさんは，いきなり他科の外来のナースの悪口を話し始めた。筆者は，Sさんの話を聞きながら「この人はどこでもあまり好かれていない人なんだな」と思った。Sさんについての筆者の印象は以前からあまりよくなかったのである。しかし，もう1年以上外来患者としてつき合っているのに，Sさんについて知っていることといえば，60代の女性で"慢性喉頭炎"であること，ほかの科をいくつもかけもちで受診し，朝早くから午後になるまで，外来の廊下をよく歩いていることのほか，何一つ知らないことに気づいたのである。

そこで，その日のカンファレンスにSさんを登場させることにした。筆者が司会をして，Sさんについての各スタッフの印象を聞いてみた。その結果，全員がSさんについて，あまりよい印象をもっているとはいえないことがわかった。「毎朝こちらがあいさつをしても返事をしない人」「いつでも，自分で注射の指示

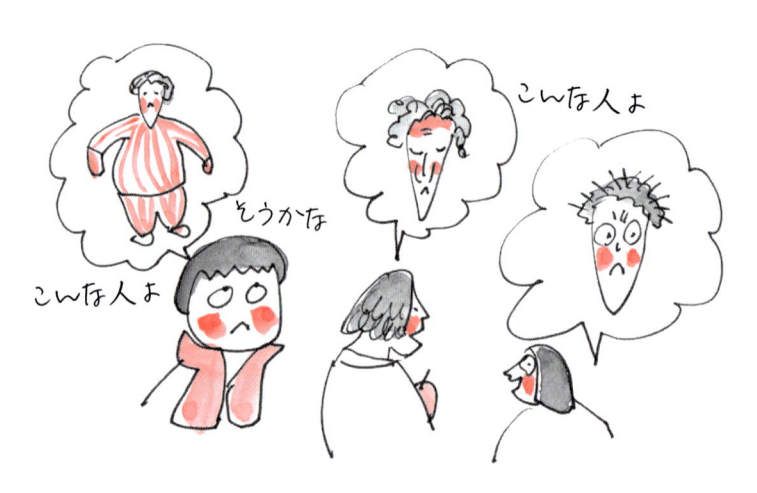

第1章 看護におけるカンファレンス

一面しか知らないのでは？

を出している」「決してありがとうを言わない人」「先生もＳさんの口うるさいのに辟易しているわよ」などである。しかし，Ｓさんはどのような背景の人なのか，家族構成はどうなっているのか，経済的背景はといったことなどについては，筆者同様何一つ知らなかったのである。

　ただ１人，若い看護助手が遠慮がちに発言した。それは，Ｓさんはよく，同居している嫁の悪口を話しているというのである。このことは，筆者を大変驚かせた。Ｓさんの嫁に対する不満についてではない。毎日流しの前で，洗い物をしたり，使い走りをしていた看護助手が一番Ｓさんのことを知っていたことについてである。そのことを評価したあと，皆で，これから意識的にＳさんについての情報収集を行うこと，集めた情報をＳさんノートに書くことを確認して，カンファレンスを終えた。

■Ｓさんと積極的に接触

　その後，スタッフはいままでと違った対応で，Ｓさんに接している。それまでは何となく避けていたのが，Ｓさんの情報を集めるためにＳさんを待ち受ける姿勢が出てきた。Ｓさんの姿が見えると手の空いている人が飛んでいき，「Ｓさん，おはようございます」と挨拶をする。そしていろいろな話題を提供しながら，Ｓさんについての新しい情報を聞き出していた。次のカンファレンスでは，Ｓさんの態度の変容についての気づきが次々と話題になった。

　「この頃，Ｓさん変わったと思わない？」「すごく，ニコニコして外来に入ってくるわね」「人が変わったみたい」「いつも順番ばかり気にして落ちつかなかったのに，この頃は静かに待っているわよ」などである。そうした，Ｓさんの変わりようを話しているうちに，１人のナースは次のような発言をした。「Ｓさんも変わったけれど，私も変わったわ」と言う。「どんなふうにかって言えば，以前はＳさんが入ってくると構えていたり，わざと無視していたのに，この頃はＳさんが来ないと今日はどうしたのかな，何かあったのかなって，心配するように

なった」と。「そういえば，私もよ。人間って面白いわね」。

■ナースと患者の相互作用

　筆者は，はっとした。そうだ。これだ。今まで外来のナースとして，患者に何かをしなければならないと考えていたが，"何かをする"前に私たち自身の姿勢を変えることなんだ。ナースと患者の相互作用とは，こういうことなんだ……。このことを，この日の参加者同士がしっかり共有し，このダイナミクスを理解すれば，どんなに難しい患者でも大丈夫という思いがした。

　この一連のカンファレンスは，ナースばかりではなく，看護助手の人たちにも感銘を与えたようである。彼女らは，カンファレンスのために1日のうち唯一のおしゃべりができる時間を取られたという思いをしていたのだが，自分たちの行為がみんなに評価され，チームの1人として承認されたことを，筆者たちナースが想像する以上に喜んだのであった。このあと，チーム間の連帯感は強く，スタッフの定着率はどの部門に比較しても高く，そのため，かなりハードな仕事の量を熟練でカバーすることができた。

◆たった1回のカンファレンスでも ── M病院の外科病棟での体験

　カンファレンスという集団の意思決定が，職場の雰囲気や，ナースのやる気に，計り知れない影響を及ぼすことを，地域の民間病院の開設間もない頃の外科病棟で体験した。

■脳外科患者への不安を抱きつつ

　ナースたちは，ほとんどが，卒業後年余を経ておらず，教育背景も資格もまちまちの混成チームであるため，人間関係もまだ確立していない職場である。開設当初から予想を上回る重症者の入院や，脳外科の救急入院の患者も後を絶たず，リカバリーとICUを兼ねた5床室を含む48床でナース15名，助手3名という体制では，毎日が戦争のような状態であった。統一した手順はあっても，まだ慣れていないための混乱や，物の置場の一定していないこと，仕事の流れのシステムの未確立など，混乱の種はたくさんあった。その日の予定をこなすだけで，連日オーバータイムであり，行った仕事をふり返る間もなく，あわただしい毎日が過ぎていった。

　とりわけ看護職員の不安は，脳外科患者への看護の経験不足からくるものであった。脳外科の専門ナースから見れば，ごく初歩的な観察や患者のケアが，彼女らにとってみれば「怖くて心配」といったことが多く，これでいいのか，どうなのかと思いつつも，どちらかといえば，検査やほかの医療行為の遂行が優先されて，必ずしも適切な看護を提供しているとはいえない状況であった。筆者もまた，教育師長という立場で，一般的な看護についての助言はできても，彼女らの期待する専門的なアドバイスは難しく，なんとかしなければならないと思っていた。

第1章 看護におけるカンファレンス

■脳外科看護経験者の提案

そこで，病棟師長とも相談のうえ，ある総合病院の脳外科病棟での経験をもつHナースに，1日病棟に入ってもらい，専門的な看護の目から現状のケアの問題点を診断してもらうことにした。彼女は，ひとわたり，患者のケアをしながら，患者の個別的な問題を探り，ケアの内容について点検した。

そして，その日のうちにカンファレンスの開催を提案した。師長も，いまの職場の状態をこのまま続けていては，ナースの身体的疲労ばかりか，精神的にもまいってしまうと心配していたので，久しく開かれていなかったカンファレンスの開催に賛成し，その日の昼休み直前の時間帯に日勤ナースを招集した。

しかし，リーダーのナースは，何をどう進めてよいか確信がもてなかった。そこでまず現在の患者の状態についての知識を一致させるための報告をした。それぞれのナースは，現状の忙しさのなかで，ケアといえる実践がほとんどされていないことを感じながら，患者一覧表を眺めていた。

そこで，Hナースから次のような質問が出された。「いま病棟のなかでどの患者のことが一番気になるか，その患者について，みんなで一致したケアをやってみる気はあるか」。出席したナースたちは，誰もが師長と同じように，このままでよいはずはない，何とかしたいという気持ちをもっていたので，口々に気になる患者の氏名をあげた。

■気になる2人の患者

そのなかで，気がかりな重症患者として登場したのが，脳外科患者のAさん，Nさんである。この2人については，誰もが気にしていた。うまく口では言えないけれど，看護の力で何とかなるのではないかという思いをもっていたのである。この時期の病棟の状況から全部の患者に平等によい看護はできようはずはないので，みんなで選んだ2人であった。そこで，個別の検討が始められた。

■Aさん，頭部外傷，15歳，男性

自転車で帰宅の途中，大型ダンプにはねられ，救急病院から大学病院に転送され，精密検査をしたが，外傷部位は手術の適応外であるとのことで，某病院に送られ，そのまま2か月を経て当院の開設を待って転入院してきた。入院当初から半ば植物状態で意識なく，気管切開施行中である。母が昼間付添っている。大声で名前を呼んでも，客観的に読み取れる反応はない。発熱しているのは，上気道感染のためか，または，留置カテーテル挿入による尿路感染のためである。毎日膀胱洗浄をして，気道の吸引をしていた。その日のAさんは微熱が出ていた。医師の意見は，受傷後3か月を経てほとんど回復のきざしが見えないこと，受傷部分が脳幹部に近い部位であることなどから，元の状態に戻るのは大変難しいこと，しかし肺炎などによる致命的な状態にならない限り，この状況はかなり長く続くであろうというものだった。

カンファレンスでは，最初にAさんを集中看護ケアの対象として取り組むこ

とを確認した。そして，現在行っているケアの内容についての検討が行われた。昼間は母親がついているため，ナースは膀胱洗浄や吸引，そして輸液や経管栄養以外は，Aさんのケアをしていないことがわかった。そこで，Hナースから次のような提案と指摘がされた。

❶Aさんの発熱は，上気道感染もしくは尿路感染で，いずれもナースの責任で治癒の方向に向けなければならないこと。そのためには，抗生剤のみに頼らず，24時間を通して2時間ごとの体位変換は必須であること。
❷同時にウルトラネブライザーによる十分な加湿を行ったあと，タッピングをして，気道の分泌物を効果的に吸引すること。
❸1日1回90度のベッドアップを行い，毎日時間と回数を増やしていくこと。
❹刺激となるように積極的に話しかけを行うこと。

■忙しくて，できないことはできない！

以上の意見に対して，「いまの状況からいって，とても2時間ごとの体位変換を継続させることは難しい」「体位変換だけなら何とかなるけど，そのつどタッピングをするのはどうも……」「医師の意見にもあるように改善は難しいのに何を目標にするのか」「私たちはいまでも精一杯やっているつもり。これ以上やれと言われても」「言われていることは，よく理解できるが，どんなに言われても，できないことはできないのだ」といった意見が次々と出てきた。あるナースは，「これだけ一生懸命働いているのに，できないことを次々言われて悔しい」と涙を流していた。

しかし，多忙感をつきつめれば，「開設時の混乱に巻き込まれて，ナースとして確信のもてない状況が続きすぎた」「そろそろこの辺で本当に看護らしい仕事を精一杯してみたい」などが意見として出され，せめて48人の患者のうち，この人はと思う人にもっている力を結集して，看護の力を発揮してみようということになったのである。

潜在的にあった個人としてのナースの悩みが，集団的な語らいで建設的な方向に向きつつあることを，その場に居合わせた筆者は見たのであった。

■話し合うことで新たな展開が

それから，数日後のことである。同病棟のナースステーションで，Aさんの看護記録をひもといてみた。そこには，先のカンファレンスで話し合われたことの実践が如実に現われていた。「そんなこと言われてもこれ以上できない」と言っていたナースのサインで，分泌物の吸引時の様子が詳述され，24時間を通して忠実に体位変換とタッピングの施行が記録されていた。「耳もとでAさんと大声で呼び，母親がお返事は？ というと，まばたきをする反応が見られる」「スプーンを口もとに近づけて，お口を開けてというと，口を開ける」といった，それまでになかった患者の反応が書いてあった。

Aさんの部屋に行ってみると，オリーブ油で清拭している受け持ちナースの

姿があった。「ふつうに清拭しただけでは、長い間にたまった垢が取りきれないのです」と言いながら……。ベッドの周辺も数日前とは違ってきちんと整頓されていた。病棟全体が何となく前向きになっている空気を感じることができた。師長に「Ａさん、この前よりよくなったみたいね」と言うと、「Ａさんだけではありませんよ。Ｎさんも経管カテーテルを抜いて経口的に食事ができるようになっているし、バルーンも抜いて、車椅子に乗って少し散歩しましたよ。今度奥さんが見える日までにはお風呂にも入れようってみんなで話しているところです」という答えが返ってきた。

■Ｎさん，頭部外傷，初老男性

　Ｎさんは、Ａさんと同じような状態の初老の脳外傷患者である。Ａさんのカンファレンスのときに話題にのぼり、気管切開と経管栄養をしていて、Ａさんと同様に尿道留置カテーテルが挿入されていた。こちらの言うことに対して反応はないが、何となく理解できている感じがすると話し合われた患者である。その日からナースたちが懸命にケアを始めたことが、この話の内容から十分くみとれた。この点に関しては、医師も同じような観察をしていて、「ナースさんたち、上向きになってきましたね」と筆者に話していた。

　その後Ｎさんは、車椅子に乗って散歩ができるようになり、食事中「おいしい？」と尋ねると、うなずく動作もみられるようになった。記念写真の大勢のなかから自分の息子を指さすことも可能になった。家族の「何か話せるようになってほしい」という願いの実現はできなかったが、程なく退院し、一家の主としての場所に座って生活ができるようになった。Ｎさんの生命力に負う面が大きいが、家族の熱意を動機づけたのは、あの１回のカンファレンスでやる気を起こしたナースたちの姿勢であったと言えよう。

　Ａさんは、ナースの懸命な努力と母親の熱心な介護にもかかわらず、残念な

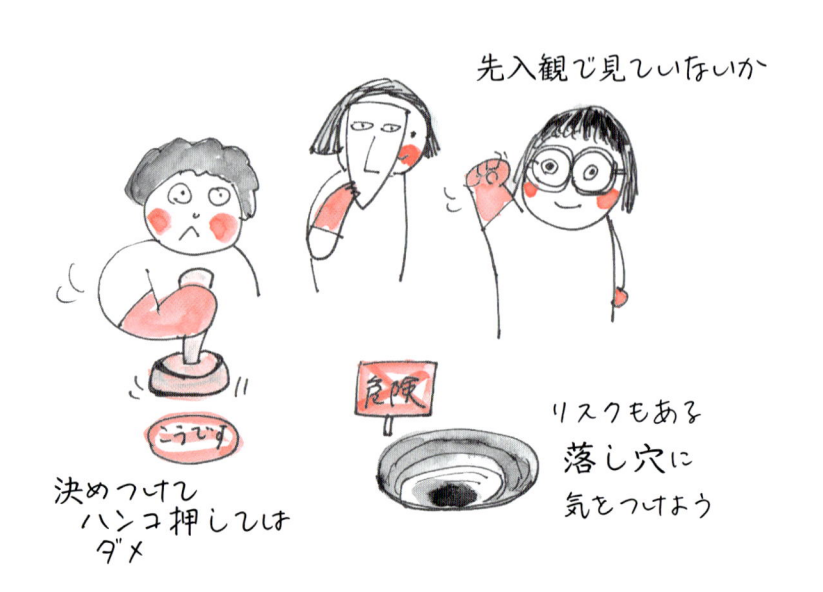

ことに軽快退院の日を迎えることはできなかった。

　1回のカンファレンスだけでは，真に評価を下すわけにはいかないだろう。だが，たった1回のカンファレンスでもナースの患者を見る目に変化が起き，チーム全体の動きが変わってくるのである。おそらく，筆者以上に当のナースたちはそのことを感じているはずである。まさに集団力学の作用といえよう。

◆カンファレンスのリスク面

　これまで述べてきたのは，カンファレンスの効果面である。カンファレンスのプロセスにより，ナースの意思統一がはかれることはもちろん，患者を見る目が育ち，ケアの内容を変化させることができる。

　だが，カンファレンスの積極面の裏に，危険もひそんでいることを知っておく必要もある。これはどういう意味かというと，カンファレンスを開いて，積極的に看護に取り組む場合，もしかしたら起こりうる危険性の予知をしておかないといけない。つまり話題にものぼらず，現状維持のケアを消極的に行っていれば，急激な変化は起こらないようなケースでも，積極的なはたらきかけで，かえって症状の悪化や急変につながることも稀にあるということである。また，集団のアセスメントが，あるナース個人のそれと異なるような場合もある。そうしたときに，多数決で決めるのではなく，入手可能な情報を総合的に見ながら，正しい判断をする必要がある。特にリーダーは，集団の力で先入観による決めつけをしがちであるということを常に意識し，「その決定は正しいか」を自問しつつ進めなければならない。

　新しい計画を立案したり，従来の計画の修正をはかるときには，そうした看護を承知して行う必要がある。看護チームが前向きで，可能性にチャレンジする意欲があればあるほど，指導者はリスク面もしっかり掌握して指導する必要がある。

第1章の参考文献
12) 川島みどりほか：看護計画の現状と問題点，看護計画にみる看護問題点の傾向・第10回日本看護学会，教育・管理分科会集録，日本看護協会出版会，1979．

第2章 カンファレンスの基本要素

必須の道具としてのカンファレンス

◆道具としてのカンファレンスを使いこなす

　最近は，病院全体，あるいは看護部全体で解決を迫られるような課題が多くなっている。そのため，いくつもの委員会を掛け持ちする人も出てくるし，費やされる時間や負担も半端ではない。チーム医療や継続看護となると，多職種との話し合いも必要になる。タテ，ヨコ，ナナメの関係者が集まるカンファレンス(会議)がますます重要で必要不可欠なものとなってきている。さらに，電子カルテをカンファレンス時の情報源やツールとして使いこなすことも求められるようになっている。

　しかも，カンファレンスには話しながら考える人，まとめて言おうとしてタイミングを失う人，皆の意見が出揃ったところで初めて発言する人など，さまざまなコミュニケーションのクセをもった人が席につく。だからこそ，参加者の個性を引き出しつつカンファレンスを楽しく進める力をつけたい。

　質の高い情報を持ち寄って意見が決定したら，必ず実践して結果を評価する。カンファレンスをそのための道具として使いこなそう。また，発言をすることに不安を感じる人も勇気をもって，まず短く発言することから始めてみよう。出席してよかった，ためになった，メンバーの協力が得られそうでうれしいなどと，終ったときに感じられたらOK！である。

◆カンファレンスの「ねらい」を明確に

　資料やデータを読めばわかる，1人で考えて決定したほうが能率的という場合には，カンファレンスは不要である。ところが，そういう理由から申し送りはやめることにしたが，ショートカンファレンスやケースカンファレンス，ミーティングは，逆に活発に行われるようになったという例も多い。申し送りをカンファレンスの場にするためには，一方的な情報伝達の場から脱却し，患者のケアや業務の問題解決を目的に，情報の確認や行動計画のヒントをもらう双方向の場にしよう。そのためには与えられる情報をシャワーのように受身で浴びるのではなく，自分から求める姿勢が不可欠である。

必要なら申し送りをするし，ほかの方法があるならば廃止するといった「ねらい」を明確にすることこそが大切である。申し送りもミーティングも，要は「協同で行うコミュニケーションの場」なのである。さらに申し送り，ショートカンファレンス，業務調整カンファレンスは，そのときに何が起こっているのか，何が必要なのかなど，最新の情報を得るための最もよい場である。

交代輪番勤務，多職種との協働のほか，患者や家族の医療チーム活動への参加機会の増加（患者指導，情報開示，インフォームドコンセントなどの必要性の増加）など，看護が患者や家族を説得，納得，動機づけながらチームとして看護活動をするという時代の要請で，カンファレンスの重要性もさらに増大している。

◆カンファレンスという言葉

看護活動を行うとき，どのような看護サービス提供方式であっても，継続してサービスを提供するために交代メンバーがいたり，部署に所属して委員会活動など小集団活動を進めることは共通している。集団活動では，構成員同士が効果的にコミュニケートできる場が確保されなければ，集団のもつ目的や目標は達成できない。このような場をカンファレンスというが，その場や状況に合わせて，ミーティング，会議，話し合いともいっている。

また，職種によっても用語が違う。例えば，ある航空会社の地上勤務の人たちは，毎日行うのは朝礼，昼礼，夕礼といい，月1回開くものを会議といっている。他方，機長とフライトアテンダント[注1]との天候や乗客，荷物，安全チェックについて10〜20分行う打ち合せを「出撃直前に飛行士に与える簡潔な指令」や状況説明から転じてブリーフィング（briefing）といっている。

◆ミーティングとカンファレンス

ここで，ふだん何気なく使っているミーティングとカンファレンスという言葉の違いを確認しておこう（表 2-1）。

表 2-1 ミーティングとカンファレンス

ミーティング meeting
・カンファレンスよりも広義に使われる。
・会合，集会，大会。
・あることを討論したり取り決めるため，一団の人々が集まること。
・参加者だけでなく，聴衆の利益のためにも行われる。パネルディスカッション，シンポジウム，ディベートなどもミーティングである。
カンファレンス conference
・相談，協議，会議，打ち合せ。
・confer とは参照するという意味があり，meeting よりも意図が鮮明で，議題が焦点化している場合を指す。
・カンファレンスは実際に席について参加している人の利益のために行われる。参加者全員に同等の権利と責任がある。ラテン語の「共に持ち出す」から来ているのもうなずけよう。

注1）航空史上初めて採用されたスチュワーデス（現在はキャビンアテンダント）は，全員，ナースのライセンスをもっていたそうだ。

第2章 カンファレンスの基本要素

カンファレンスの4つの要素

　カンファレンスを成立させるためには，どのような要素が必要なのだろうか。
　研修の場で「カンファレンスで困っていることは？」をテーマに話し合うと，どのグループからもよく似た項目があがってくる。表2-2に，その主なものを紹介する。
　これらの「困っていること」から，カンファレンスを成立させる基本要素を4つに整理することができる。
要素1：テーマの絞り込みや参加者の関心をひく明確な議題
要素2：それぞれに違った意見をもつ参加者と主体的な参加の仕方
要素3：許容的で自由な雰囲気
要素4：カンファレンスの展開をリードする司会者とそのリーダーシップ
　カンファレンスを改善するために，この4つの基本要素に注目して1つひとつ現状を洗い直してみよう。その前にまず，どこに障害が起こっているかを明らかにすることから始めよう。

演習1

話し合いスタート！
　カンファレンスを進めるうえで困っていること，なんとかしたいと考えていることを話し合ってください。時間は15分（または30分）です。
　まずは，司会者と書記を決める話し合いをしてください。じゃんけんやクジ引きはダメです。

議題を明確にする

◆議題を明確にする手がかり

　何を話し合うか，どんな議題を取り上げるべきかを考える手がかりとして，次のことがあげられる。
❶カンファレンスにかけなければならない差し迫った緊急性の高い問題はないか。
❷繰り返し同じ障害が起こっていることやほかに影響を及ぼすことは起きていないか（拡大傾向のあるもの）。
❸1人で考えたり，意思決定をするよりも，グループの力を借りたほうがよいものはないか（集団思考の効果が得られるもの）。
❹グループの合意や確認，承認を得たほうがよいことはないか。
❺メンバーの能力開発に必要な課題はないか。
❻メンバーの理解を得たり，動機づけたい課題はないか。

表2-2 カンファレンスで困ること

❶議題に困る
・議題の準備がなく議題を決める話し合いに終る。
・議題が思いつかない。
・議題が多すぎて時間内に話し合うことができない。
・議題が思いつき的である。
・テーマに興味がないので参加してもおもしろくない。
・参加者が積極的に自分の患者のことをカンファレンスに出そうとしない。
・司会者から今日のカンファレンスの議題について明示されないことがある。
・問題点としてのとらえ方がはっきりせず，問題がうまくあがってこない。
・いざカンファレンスといっても問題意識に欠けているのか，なかなかテーマが決まらない。
・誰のどんな問題を話し合うかなど，自分に自信がないため，問題を提供することができない。
・問題点を皆にどう説明してよいかわからない。
・患者全体のカンファレンスができない。

❷参加者として効果的な行動がとれていない
・先輩ナースに頼ってしまい，意見交換になっていない。
・誰かの提案に深く考えずに同調してしまう傾向がある。
・われ関せずといった人がいる。
・出席しても，発言をしないで「いるだけ」である。
・経験年数の少ない人が同調はするけど，質問などをしてこない。
・発言する人が限られている。発言する人がいつも同じ。
・ほかの人が言うだろうと思い発言しない。
・看護師だけでは解決できない問題が多い。
・カンファレンスに医師の参加が少ない。
・カンファレンス中のナースコールに出るため，メンバーが入れ替わり立ち替わり席を立つ。
・集まりが悪い。カンファレンスの時間になってもなかなか集まらない。

❸雰囲気が影響する
・自分より先輩の人の意見に反論できない。
・1人の意見に圧倒される。1人の強い意見に押されてしまうことがある。
・経験の浅い人は「まず上の人から」という意識があり，遠慮している傾向がある。
・笑われるのではないかと思うと，怖くて自分の意見が言えない。
・司会をするとき，自分より目上の人がいると話が進めにくい。
・変に堅苦しくなっていて，自分から意見を述べない。
・自分が思っていることが言えないまま終ることがある。
・出席者の席が決まっている。
・自由な雰囲気で意見交換ができないことがある。
・シーンとした空白の時間が多い。
・決めても守らない人がいる。

❹司会者の技術不足
・司会技術の不足で司会進行がうまくいかない。
・話が別方向にそれてしまう。脱線を引き戻せない。
・沈黙の時間が多いときの議事進行がうまくいかない。
・だらだらと進み，方向づけまでいかず中途半端に終る。
・始める時間，終る時間を守らないことが多い。
・時間内におさめることができない。
・時間がかかる割には具体的な意見が出にくい。
・患者の情報交換の場に終ってしまい，問題点の対策まで話が進まない。
・時間内に話をまとめて結論を出せず，そのまま終るか，次回に持ち越すことが多い。
・討議して出される結果が少ない。
・解決の糸口が見つからないまま，尻切れとんぼになる。
・話し合っている内容が前向きでない。

❼議題は与えられた時間のなかで話し合えるものであるか。
❽他職種や患者・家族から情報を収集したり，情報を提供したり，理解を得たいことはないか。
❾患者(や家族)の自己決定を促す必要はないか。
❿情報収集や伝達したいことはないか。

「話し合いたいことは，何かありませんか？」とメンバーに聞くことが必要なときもあるが，何を話し合うのか，議題をはっきりしておくことが原則である。
　問題意識は，「アレッ？」「オヤッ？」と感じることから始まる。直観的に感じる，何か変だ，ぴったりしないという感覚である。この段階では問題はまだぼんやりしていて，はっきりは見えていない。このような感じ方ができない人，つまり問題意識のない人にはそもそも「問題」は存在しないのである。
　ある病棟でのカンファレンスの実践例を紹介しよう。

カンファレンス実践例

事例5

❶夜勤ナースが問題点を指摘した申し送りをし，それを受けてカンファレンスを開く。
　「母子同室の母親Aさんは，昨夜ほとんど睡眠がとれていません。何か対策を立ててください」「朝食の摂取量が少ないので，もう少し工夫が必要では？」「水分出納のバランスがとれていないので，医師に輸液量の指示を再確認して対策を」。
　→夜勤ナースが次の勤務者を動機づける議題提供をしている。問題点は明確だから，対策のアイデアを求めている。

❷ヒヤリ・ハットが起こったら，すぐにカンファレンスを開く。また事故報告書を書き，誰でも読めるようにボードに貼り出すと，翌日のカンファレンスで取り上げられることが多い。
　→体験した直後，「ただちに」「すぐに」。情報が新鮮なうちにカンファレンスを開く。

❸その患者にとっての異常値(体重，尿量，血圧など)が出ると赤線をひくルールがある。この赤線を見て，カンファレンスにかけ，原因の追求や対策を立てる。
　→このような病棟独自のルールがあると，視覚化されているので，忙しいなかでも問題点の整理がしやすい。

❹管理的項目のなかに室温，湿度などのチェックをルーチンワークにしておく。
　「あの部屋には呼吸器感染症の患者がいるが，暖房はあれでよいだろうか」「加湿器を使う必要はないか」。
　→問題状況が起こることを予測しているので，環境に目が行くナースを育てるカンファレンスの運営ができる。

❺直接，見たり聞いたりしたなかから疑問に思ったことをチームリーダーに指摘しておく。清掃係になついた3歳の患児が「そうじのおばちゃん，どこへ行ったの？」と捜しているのを見て，これはいけないと思った師長は「ナースのかかわりが少ないのでは？」と疑問を投げかけておいた。チームはさっそく遊びの計画の検討を始めた。
　→スタッフが気づかないときは放っておかない。看護観など価値観を伝えるチャンスにもなる。これは師長・主任に特にお願いしたいこと。

◆文字にすると問題は見えてくる ── 暗黙知を形式知に

　ある師長は病室に入るとすぐに温度や匂い，視野に飛び込んでくるものなどから，「アレッ？」と感じることがあると言う。それによって，モーニングケアのレベルの再検討につながることもあるし，看護計画を見直すことにもなる。

　ベテランナースほど，身体全体に長い期間のさまざまな経験を積んで得た深い知恵を蓄積していて，それがある瞬間，勘やコツ，職人芸のような形で現れてくる。ハンガリー生まれのマイケル・ポラニー（Polányi Mihály：ポランニーとも表記される）は，これを暗黙知という概念で説明した[1]。暗黙知は言葉や文章にしにくい，個人的で主観的な「いま，ここ」での知識のことである。これを言語化，文章化，形式化したものは形式知と称される[2]。文献の活用によって形式知が広がったり，身についた暗黙知が突然浮かんでくることもある。

　看護のライセンスをもたない筆者（杉野）から見るナースの手の巧みさ，手際のよさはまさに暗黙知をもつ手である。ナースは手で患者にふれながら，多くの情報（暗黙知）を得ている。採血のとき，適切な血管を選びとるナースの指先は魔法の指だ。新卒ナースでも暗黙知が冴えるときがあるかもしれないが，エキスパートナースには到底かなわない。だからこそ，エキスパートナースにはその技をぜひ言語化して伝えてほしいのだ[3]。

　先輩の暗黙知が形式知となって後輩に伝えられたり，1人の暗黙知が言語化され発言となって，ほかの人の暗黙知を刺激する。そのときにはわからなくても，「そういえば，あのとき……」と気づくときがくる。

　しかし，後輩指導のときに「ちゃんとやってね」と言うだけでは，暗黙知が形式知になったとはいえない。先輩にはやるべきことの基準が経験的にわかっているので，「ちゃんとやってくれないと困る」と思うのだ。暗黙のうちに知っている先輩ナースの言う「ちゃんとやる」とはどうすることなのか，それを形式知で伝える必要があるのだ。

引用・参考文献
1) マイケル・ポランニー：暗黙知の次元，高橋勇夫（訳），筑摩書房，2003．
2) 野中郁次郎　他：知識創造の方法論，p.56，東洋経済新報社，2003．
3) 生田久美子，北村勝朗 編著：わざ言語 感覚の共有を通しての「学び」へ，慶應義塾大学出版会，2011．

手が考える

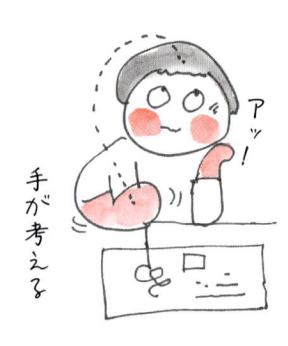

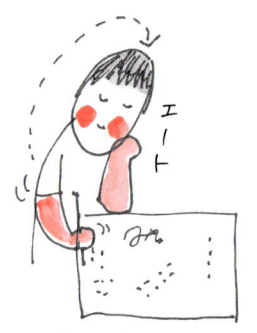

アッ！

エート

タテでもヨコでも
ナナメでも
文字や図をかく

◆話し合う,そして「手が考える」

　カンファレンスはまさにこの暗黙知と形式知が循環し,個人知から集団の知へとらせん状となって新しい臨床の知を創造していく場である。カンファレンスではテーマにそって誰もが何かを感じ,考えているのだから,それを言葉にする努力をしよう。「うまく言えない。意見が正しいかどうか自信がない」と心の中で対話をせず,そのまま「うまく言えないのですが,私のやりたいことは……」と口に出していこう。同時に若いナースや発言が苦手な無口な人がやっとの思いで発言するとき,まわりは肯定的に反応することが大切である。

　この感じたものを確かめ,形あるものにしていく(マニュアルや標準看護計画などの形式知にする)には,誰かと話し合ったり,メモに書いてみることが必要である。感覚的でまだモヤモヤしているにすぎない情報を,言語化しながら論理的なものにしていく。つまり,「考える」段階を経て問題意識が明確になり,具体的な課題として姿を見せてくる。「なぜ,これを問題として取り上げるのか」という根拠をもった「問題の発見」にたどり着くのである。

　このように,考えるためには脳が刺激されなければならない。頭の片隅でモヤモヤしているものを,文章にはならなくても,メモとして文字で書いていくと,それが次の刺激を生む。「字を書きながら考え,書いた文字が網膜から脳へ伝わるので,記憶が反復されながら考えることになる」[4]。このような状態を「手が考える」という。これも暗黙知を形式知にする1つの方法である。

　ナースは昔から患者と接しながら自分を鍛え,カンファレンスをしながら知識創造の営みを続けてきた。申し送りのメモをとりながら,形式知から暗黙知への相互作用をナースは無意識のうちにやってきたのである。

引用・参考文献
4) 久保田競：脳力を手で伸ばす 大人も子供も脳のパワーアップ,紀伊國屋書店,1983.

◆次々とアイデアを生む，紙切れ法

　1人でするソロ・ブレーン・ストーミング(solo brain storming)は，心にふと浮かんだこと，頭の隅をよぎった疑問などを，形にしていくときにぴったりの技法である。思いつくまま，順不同，よい悪いの批判を加えないでどんどん書いていこう。このとき，名刺ぐらいの大きさの紙を用意しておき，1枚に1項目だけ書くようにすると，あとで整理するのに都合がよい。いくつかのアイデア，情報がメモされ，何枚かのカードができたら，もう1度順番に読んでみると，またそれに刺激されて次のアイデアが出てくる。声を出して読むといっそう効果的である。これを技法(紙切れ法)として使ってカンファレンスするのもよい。

　例えば，チーム会や病棟会などにやむなく欠席する場合は，議題に関して考えたことやもっている情報を1枚のカードに1項目ずつ書いて，司会者にあらかじめ提出しておく。会の当日，司会者が関連するカードを代読する。これをその人の発言として扱う，という方法が使える。

　情報を収集・整理し，さらに新しい情報を創造していくことで，私たちは知的な満足感を得る。このことはソロ・ブレーン・ストーミングのような方法で個人でもできるが，チームの仲間たちとの議論を通して行うことで，知的な満足だけでなく所属感，一体感，認知される喜びなどをも得ることができる。触発し合える仲間の一員になるためには，個人の努力(特に知識・スキル・態度)がベースになるのは言うまでもない。

参加者の役割を果たす

◆参加者を確保し，対等に扱う

　カンファレンスを成立させるためには，まず参加者を確保することである。最少限2人いれば，話し手⇔受け手という関係は成り立つ。もし，カンファレンスに集まれる人が少なかったとしても，集まった人でまず始めよう。

　ナースコールや電話でメンバーが入れ替わり立ち替わり席を立つことは，カンファレンスの障害になりやすい。カンファレンスの参加者は基本的に，ケアやそのほか直接的な仕事からはずされるべきである。ナースコール係を決めることでこれを解決した職場もあるし，医師や他部門の人たちと話し合って協力を得ているところもある。

　だが，こうして集まった参加者は，1人ひとり価値観が違い，意見も違う。そのことを大事に考えたい。医師，コメディカルの人々，看護助手(助手も情報や意見をたくさんもっている)などのほかに，家族や患者自身にカンファレンスのテーブルについてもらう必要があるとき，彼らがカンファレンスを構成する一員であることを全員がしっかり認識することである。「退院指導」「食事指導」といった用語を使うと，どうしても，患者や家族はナースからの一方的な情報提供の場

と受け取り，ナースに依存してしまうことが多い。「退院準備の話し合い」「食事計画を一緒に考えましょう」など，患者や家族がメンバーとして加わったカンファレンスであることを意識づけてほしい。

　また，自分とは違う意見にもしっかり耳を傾けよう。同意できる点や共通するところがないかを探しながら，自分の考えとは別な観点から検討を加えてみる。相手の主張する内容に反論するよりも，まず反応すること(うなずくなど)が大事である。そのうえで自分の考えを率直に述べよう。そのとき，相手を攻撃していないか，感情的になっていないか，自分自身で気づくことも大切である。

◆参加者の役割をしっかり認識する

　カンファレンスの運営の責任の大部分は司会者にある。とはいえ，参加者が何の準備もせずに「とにかく出席していればいいのでしょう？」とか，「その場で考えればいいや」という姿勢では，カンファレンスが内容的に深まることは期待できない。始まる前に患者のベッドサイドへ足を運んだり，カルテや記録に目を通しておくだけでも，ずいぶん有意義な参加の仕方ができるはずである。

　ではここで，あなたはカンファレンスにどんな参加の仕方をしているか，次の項目についてふり返ってみよう。

- カンファレンスの時間に遅れないように心がけているか。
- 読んできてほしいといわれた資料を必ず読んでカンファレンスに参加しているか。
- 出席するカンファレンスの議題を知っているか。その討論に参加するために情報を収集したり，文献を読むなどの準備をしたか。
- いつもほかのメンバーや司会者の発言をしっかり聞いているか。
- 自分の言いたいことを，タイミングよく簡潔に発言しているか。遠回しな言い方ではないか。
- わかりにくい発言があったとき，確かめたり質問したりしているか。
- ほかの参加者すべてに気を配っているか。人の話を聞くとき，発言者のほうを見てうなずいたり，活気のある表情で相手を見ているか。
- 必要と思ったときにはメモをとっているか。
- 言うべきときに口を開き，聞くべきときに黙って聞いているか。
- 感情的にならずに反論しているか。
- もっている知識や情報を惜しみなく提供しているか。
- 皆にわかる言葉を使う努力をしているか。
- テーマから脱線したときやピントはずれな発言に気づいているか。
- 仰々しい言い回しやわざとらしい言い方を避けているか。演説調か，会話風か。
- カンファレンスを「おもしろい」(知的な興奮がある)と感じているか。それとも苦痛か。

生き生きしたカンファレンスにする責任は，司会者とメンバーの双方にあることを再確認しよう。そして，司会者を孤立させないようにしよう。

◆参加者としての責任を自覚する

カンファレンスの参加者としての責任をもっと自覚しよう。司会者まかせにしたり，準備もせず，その場にいさえすればよいという考えは間違っている。

私たちは参加者としての役割を果たすのはやさしいと考えがちだが，果たしてそうだろうか。司会者も含め，すべての参加者に必要なのはコミュニケーションの技能(スキル)である。言えることと聞けることをベースにしたコミュニケーション・スキルは，経験や訓練によって獲得するものなので，参加者としての能力を高めることを意識した行動が期待されているのである。自分はしゃべりすぎていないか，発言が少ないのではないかというふり返りや，いま，このカンファレンスでどういう行動をとれば，グループに貢献できるだろうかと考えることだ。

「複雑なことがらは…(略)…等閑視されがちだが，単純なことがらはややもすれば長々と検討される。われわれは自分の知らないことを論じるよりも，知っていることを論じるほうがもちろん苦痛を感じずに済む。また，大部分の人間は自分の知らないことと取っ組みたいと思うよりも，知っていることを誇示したいと思うものだ。集団の場合とて同じこと。やさしい問題には専念するが，難しい問題は避けようとする」[5]という G.D. キーファの指摘のように無意識な心の動き(感情)が，カンファレンスの場でメンバーの行動となっていることがある。

◆マナーを身につけよう

カンファレンスで，感情的にならずに冷静に相手の意見を聞いたうえで自分の考えも相手にわかるように伝える，という調和のとれたコミュニケーションがうまくできず，あとで「シマッタ！」と思う経験は誰にもあるのではないだろうか。「反論するためではなく，理解するために聞く」ことも，「偏見をもたない」ということもなんと難しいことか。カンファレンスに参加するにも訓練が必要なのである。

時々，下を向いたまま聞いている人や，腕組みをしたうえ目を閉じて聞いている人がいる。発言者はこのような人が気になるものだ。参加者全員が話している人を見て，うなずく，ほほえむなどの反応をすれば，発言者は励まされる。熱心に聞いているかどうかは，私たちのしぐさや目線，姿勢となって表れる。「あなたの意見を聞きたいわ。関心あるよ」という表情や姿勢がどんなものか，私たちは知っている。カンファレンスの参加者としてのマナーを身につけたいものである。

引用・参考文献

5) G.D. キーファ：戦略としての会議運営術 すべての会議はあなたのためにある，川勝 久(訳)，p.36，TBSブリタニカ，1990.

第2章 カンファレンスの基本要素

よいマナー
発言を促し発言者を勇気づける
- うなずく
- 相手を見る
- メモをとる
- 身を乗り出す

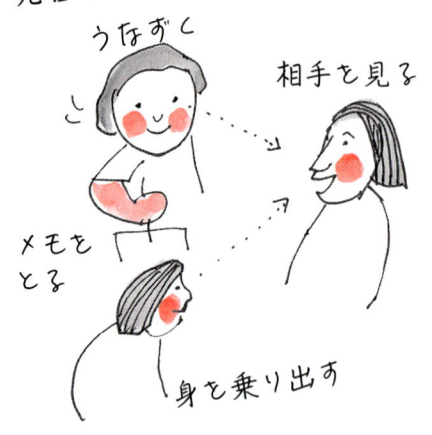

マナー違反
- 落書きしてアソブ
- 反応を返さない
- 腕組み
- イスの背にもたれる
- 貧乏ゆすり
- テーブルから少し離れて座る

演習2 「よいコミュニケーションとは」を考える

Aさん，Bさん，Cさんと3人組をつくり，それぞれ次の行動をとってください。

Aさん：Bさんに，自分はこんな看護をしたいと考えるところを話してみてください。

Bさん：Aさんの話はつまらない，まったく退屈だという反応をしてください（鉛筆をもてあそぶ，落書きする，よそ見をする，貧乏ゆすりやアクビ，頬杖をついて聞くなど）。

Cさん：100％の観察者。あいづちを打ったり発言してはいけません。Aさん，Bさんのやりとりの様子をよく見ておきます。

以上を5分間行ったあと，AさんはCさんにいま経験した気持ちや感じたことを話してください。

Cさんは，Aさんの話を熱心に聞いてください。今度はBさんが100％観察役で，時間は同じく5分間です。以上が終わったら3人で，この2つの演習から体験したことを自由に話し合ってください。時間は15分（または20分）です。

これを教育プログラムで行うときは，お互いの役割がわからないようにAさん用，Bさん用，Cさん用の指示書をつくると効果的です。トレーナーが「Aさんはこうしてください。Bさんは……」と口頭で説明すると，役割を知的に理解しそのように行動してしまいます。しかし，それぞれが与えられた指示書を黙読し，Aさんがその行動（役割）をとり始め，Bさんが反応していき，Cさんは黙って観察していると，その場が自然に構成されていきます。それによって"いま・ここ"での体験からさまざまな気づきが得られます。

◆1回の発言にポイントは1つ，30秒以内

1回の発言にはポイントが1つあればよい。1度に何もかも話そうとするより，何回にも分けて話すほうがよい。日本のテレビコマーシャル全放送量の2/3は，15秒(音声の出るのは13秒半)コマーシャルだそうだ。視聴者に向けて，意図的に情報を流そうとするコマーシャルは，15秒でもなんと饒舌であることか。それと同様に，1回のコメントを15〜30秒くらいに区切ると歯切れよく聞こえる。

限られた時間を有効に使うためには，何のために集まるか，何を話したいかなど，明快な意図が必要である。それを補助するために，自分のもっている情報や事実，意見を惜しみなく提供するように努めよう。その持ち合わせのないときは，質問や話しているテーマを明確にするような発言を加えたり，合いの手を入れるという参加の仕方もある。自分がどうしたらグループの目標達成に貢献できるかを考えること。「しゃべりすぎない，黙りすぎない」をモットーにしよう。

【わかりやすい話は文節が短い】

わかりやすい発言をするために，1回の発言時間を短くしてみよう。そのために，1回の発言中の文節の数を少なくする，つまり，話の区切りを短くする練習をしてみよう。
・私は／今年の／3人の／プリセプターのうちの／1人として／選ばれました。
→私は／今年／プリセプターに／選ばれました。3人の／うちの／1人です。(または，プリセプターは／3人です)

東照二著『言語学者が政治家を丸裸にする』(文藝春秋，2007)では，小泉純一郎と安倍晋三の話の特性を文節数で比較している。わかりやすい話のポイントを学ぶために，一読をすすめたい。

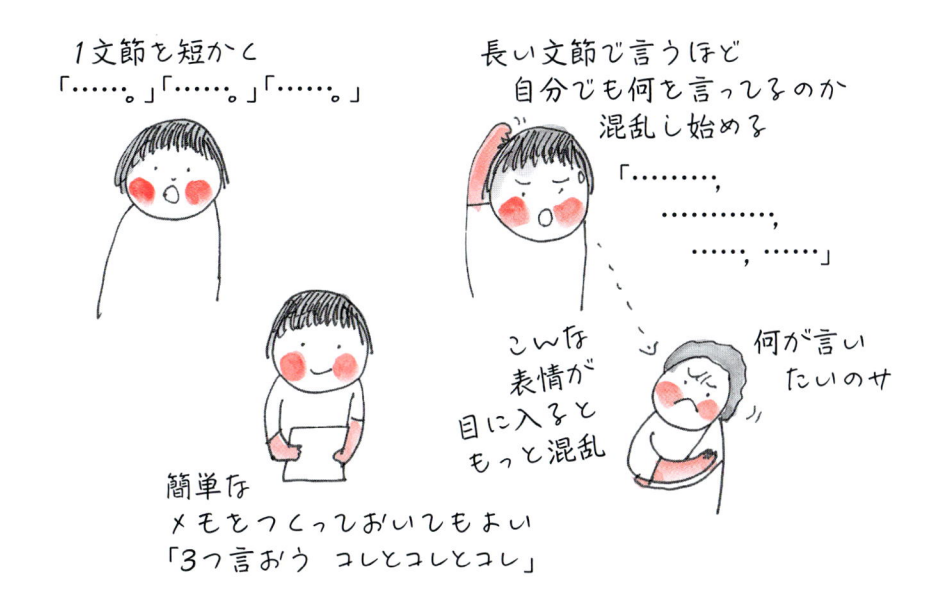

1文節を短かく
「……。」「……。」「……。」

長い文節で言うほど自分でも何を言ってるのか混乱し始める
「………，…………，……，……」

こんな表情が目に入るともっと混乱

何が言いたいのサ

簡単なメモをつくっておいてもよい
「3つ言おう コレとコレとコレ」

次のような演習でも時間の感覚(特に1回の発言時間は15〜60秒でも,かなりのことが伝えられること)を学習することができる。1分あれば,原稿用紙1枚分くらいは話すことができる。

演習3 　**時間の感覚を身につける**

　5〜6人(人数は適当でよい)が話し合えるように座ります。時計係を1人決め,あとの人は1人40秒ずつ順番に発言していきます。自分の番がくるまで発言はできません。テーマは決めてもよいし,前の人の話を受けて発言してもよいです。40秒になったら,時計係が「次の人」と合図します。発言中,ほかの人は話しかけたり,聞きなおしたりできません。このようにして3順ぐらい回ります。

　終ったら,いまの体験を話し合いましょう。日常のカンファレンスでも似たようなことがないかどうかについても話し合います。時間は15分(または10分)です。

まずよく聞く努力を

　カンファレンスに参加するときは,自分が発言することも大切だが,人の話を聞くことの重要性も認識しておきたい。誰かが発言を始めたら,最後までしっかり聞くこと。話し手の音声が物理的に耳にとびこんでくるという状態ではなく,

【ラウンドロビン法】

　演習3のように,会議のなかで順番に発言していく方法をラウンドロビン法という。木に止まったコマドリ(ロビン)が順々とさえずっていく様を想像するとよい。この技法は遠慮なく話せる仲間との間で使わないと本来のよさは出てこない。逆にマイナスにはたらく場合として,司会者に「端の方からどうぞ」と言われたり,○○さん,△△さんと順に指名されることが苦痛で,自分の番になったら何を言おうかと考えていて,他人の話をしっかり聞いていないことなどが思い起こされるだろう。また,自分の発言が終ると安心して,他人の話を聞かなくなることもある。

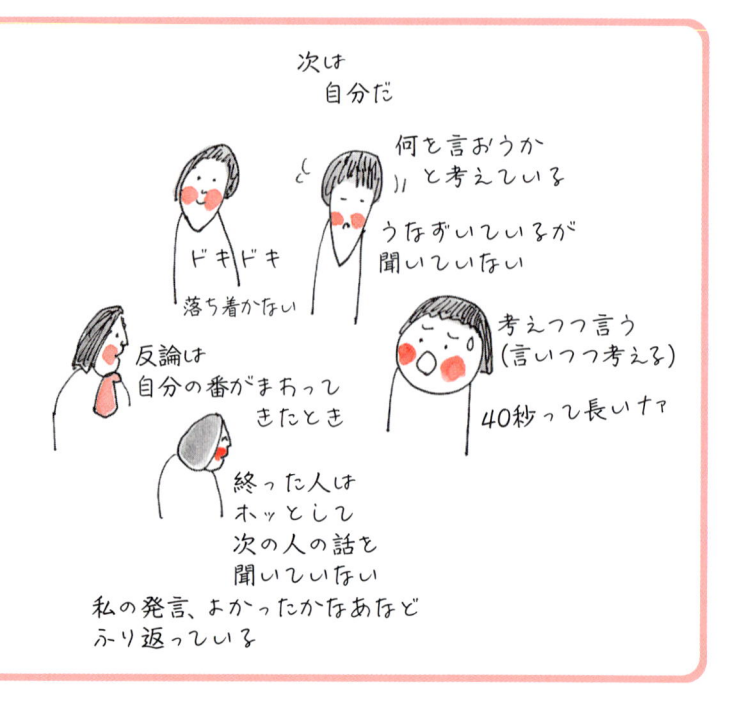

話し手の言いたい内容，伝えようとしている感情，価値観なども受け止めた状態が"聞く"ということである。そのうえで，言うべきことを言う姿勢が必要である。

◆謙虚に聞こう

私たちは偏見をもちやすく，他人の意見は批判的に聞きやすい。他人の意見で自分の意見を変えたくないなど，無意識に変化に対して抵抗する心理がはたらいてしまうからである。また，話すスピードよりも聞くスピードのほうが数倍速いといわれる。相手の話を聞きながら，聞き手はそのゆとり（スペア・タイム）を「どう反論しようか」とか「何言っているのよ」と話し手を批判するのに使ったりする。そのため，ますます聞くことができなくなるのである。自分の考えのほうがよいと思い込んで相手の話に割り込んでいけば，"人の話の腰を折る"ことになる。

◆言うべきことはためらわない

そのかわり，話を聞いていてどうしても言わなければいけないときは，躊躇せず，タイミングを逃さずに発言しよう。討議の方向がずれていたり，間違った情報や解釈，分析によって，明らかに不毛な議論が続いたり，よい計画立案に向

雰囲気をキャッチする

メンバーそれぞれの背景，地位，役割，課題への集中度，メンバー同士の複雑な人間関係，言語能力，感情といったものがカンファレンスに持ち込まれ，流動的で力動的な場をつくっている。机の大きさや席の配置といった物理的な環境までもが，個人や集団の感情に作用している。

これらは目には見えないが，私たちの心の中，あるいは人々の間に存在している。例えば，堅苦しい，重苦しい，言いにくい雰囲気などと表現され，なんとなくわかる気がするけれども，具体性に欠け，言葉や文章にはしにくいものである。

師長，主任などの上位者が出席しないとホッとするといった感情は理屈では割り切れない。感覚的に理解するしかないものである。

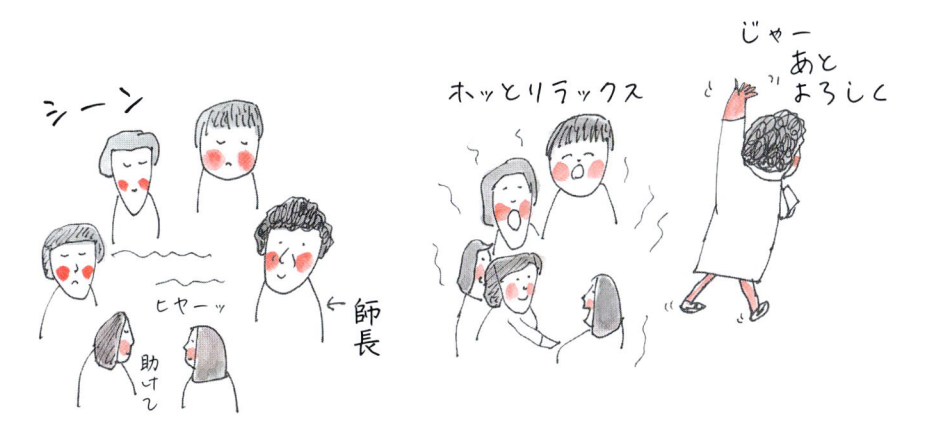

かっていないことに気がつきやすいのは師長，主任，キャリアのあるナースである。そんなときはタイミングを失わずに，「ちょっと待ってちょうだい」「そうかなあ」「エッ，ホント？」などと議論を止めて，流れを変えなければならない。

ある専門病院勤務の師長は，メンバーが安易に結論を出しそうだと感じたときは，わざと反対意見を出してみるそうだ。反対意見に耳を貸し，質問をすることで，違う見方に気づいたり，考えがより明確になり，よい結論を導き出せるということを知っていて実践しているのである。

◆「私語」や「落書き」はやめよう

「私語」も聞くことを妨げる。私語をしている人たちは，自分たちが話している間，グループで話し合われていることを聞いていない。私語をしている人たちのことが気になる人もいるだろうし，私語のなかで建設的な意見が出ていてもグループのほかの人はそれを聞くことができない。私語はクセになりやすいので，始まったら，お互いに注意し合おう。

ほかのことを考えていたり，落書きをしたり，カンファレンスに集中していない人も話を聞いていない。そのために，相手の話を受けての意見にならないので，発言がピントはずれになったり，一方的な発言になって攻撃的な人だと感じさせてしまうことがある。

以上のように，豊かなコミュニケーションの場をつくりあげていく責任は，カンファレンスの参加者全員にある。話す，聞くというコミュニケーション・プロセスを促進していくのは，司会者だけの責任ではない。

意見が対立するとき，どうする？

参加者の意見が違うのは当たり前である。恐れず，かつ防衛的になったり，攻撃的になったりせずに，お互いの意見に耳を貸すような話し合いを続けることを心がけよう。

司会者は両者の論点の違いに注意して，脱線しないようにコントロールしなければならない。また，論争のための論争，議論のための議論になっていないかにも注意をしよう。勝ち負けへのこだわりや相手へのネガティブな感情がムキ出しといったときはすばやく察知して気づいた人が介入すること。

❶「反論してやろう」と初めから考えていると，相手の話を聞くことができなくなる。まず，相手の主張を最後までしっかり聞こう。相手の言いたい内容とそのときの感情を理解すること。話している「人」を批判するのでなく，内容への批判・評価をしっかりする（クリティカルに考える）のが第一だが，「なぜ，こんなことを言い出したのか」と相手の言葉の裏にある感情に気づくことも大切である（「議論のための議論」を避けることができる）。

❷小さな意見に耳を傾ける集団は正しい選択に到達しやすい，といわれる。初めから「相手とは考え方が違うのだ」と決めてかからずに，受け入れられる点はな

いかを積極的に探すつもりで聞く。どの点は同意できるか，否定する前に肯定的に考える習慣をつけよう。

❸「あなたのおっしゃるのはつまり……なのですね」と相手の主張する内容を確認すると，間違った受け取り方をしているときに修正してもらえるし，「あなたの言ったことはこう理解できましたよ」と伝えることができる。少なくとも相手がネガティブな感情になって身構えることは避けられる。そのうえで，こちらの主張を述べよう。

❹自分の言いたい内容を証明する資料，写真，現物など客観的な事実やデータがあれば，それを活用すると説得力が出てくる。

❺反対のための反対は感情的になる。「自分のこの主張をわかってほしい」という気持ちで述べること。大きな声でおどしたり，まくしたてたり，声の調子に怒りを含んでいると，相手は必ず防衛的になる。自他の感情に気づいておこう。

❻自分の言いたい趣旨を相手にわかる言葉で明快に述べよう。長々と話すより，ポイントを短く話すほうが説得力のあることが多い。意見が長くなったときには，最後にもう1度ポイントを述べたほうがよい場合もある。

❼意見が対立しているときは相手の目だけを見ていることが多いので，意見を述べながら，相手の表情や動作にも注目しておこう。こちらの反論に納得できたといううなずきや笑い，フンフンと首をふるなかに，「もういいや。負けましたよ。もうこれぐらいにしましょう」という拒否のサインや冷笑が見える場合もある。この非言語的メッセージを読みながら，反論を続けるか，もう一度相手の意見を求めるか，次の行動が決まる。

自由な雰囲気をつくる

　2人以上の価値観の違う人々が，相互作用を生かして目的達成に向かって話し合うとき，複雑な感情の交流，偏見，言葉の使い方や態度が及ぼす影響から逃れることはできない。

　カンファレンスの雰囲気には，グループメンバーの人間性の複雑さ(人間的，感情的な力のはたらき)が表出しているといっていいだろう。リーダーは参加者1人ひとりの人間理解(その人の認知スタイルやコミュニケーションのクセ，キャリアや立場，役割など)の幅を広げておこう。

◆自由な雰囲気をつくるにはどうしたらよいか

　師長，主任など病棟リーダーや年輩の同僚に敬意を払うが遠慮なく発言しているかどうかは，グループの動きやメンバーの様子を観察しているとよくわかるものだ。

　師長，主任などの上位者の参加がメンバーの自由な発言や参加を抑えるような雰囲気を生み出していないかどうか，リーダー自身がメンバーの反応に敏感でありたい。つまり，その場の雰囲気を的確にとらえられるかは，リーダーがコミュ

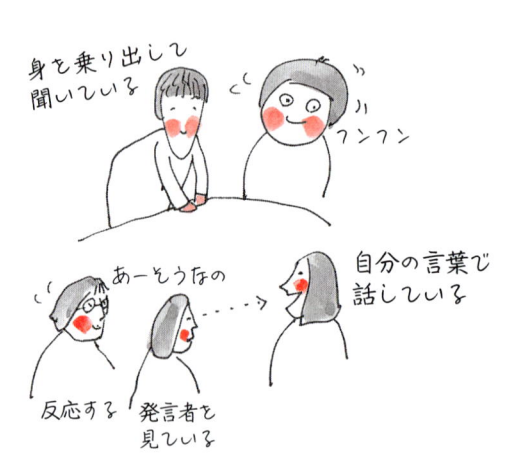

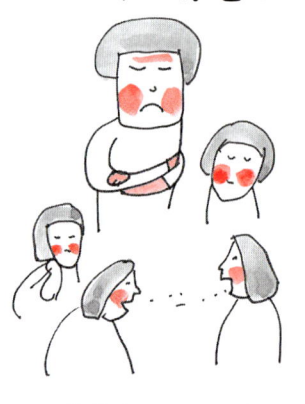

ニケーションのプロセスをつかめている(この場が見える,いま起こっている状況に気づいている,自他の感情に気づいている)かどうかにかかっている。

　カンファレンスでのコミュニケーション・プロセスは,話し手から聞き手へ,人から人へと連続して移っていく。聞き手であった人が次の瞬間,話し手になるなど,その機能もめまぐるしく変わる。この相互作用のなかで,参加者は場の雰囲気を堅苦しく感じたり,なごやかに感じたりするのである。

■堅苦しい雰囲気が感じられる場合

　発言も遠慮がちで活発とはいえず,雰囲気も堅苦しく感じられるカンファレンスで観察される状況は,以下のような場合が多い。主なものを紹介する。学生のカンファレンスでは,師長や主任を「指導者」に置き換えて考えてみるとよい。

〔堅苦しく感じられる状況〕
- 参加者は,発言するときに必ず師長や主任を見る。うなずきなどの反応があると安心して発言を続けるが,そうでないと不安そうな頼りない声の調子,表情になる。
- 師長や主任に必要以上に気をつかった口のきき方をしていて,しくじらないようにしたいという気持ちが伝わる。
- 師長や主任を上目づかいに見る。
- 参加者がカンファレンスの初めと終わりに,司会者を見るよりも師長や主任を見ている。スタートや終了の合図をする司会者が,メンバー全体を見るより師長や主任にあたかも「始めていいですか」「もう終わっていいですか」とでも言いたげに目でたずねる。はなはだしいときは,上位者が「始めてください」「終わってください」と目で合図することもある。
- 師長や主任の一言で「シーン」となりやすい。

- 師長や主任が意見を言うと，誰も確認したり，反論したりしないし，「ちょっと待ってください」とストップもかけない。異なった意見を出そうとせず，疑問もさしはさまない。
- アイデア(時には突拍子もないような考え)が飛び交うことはめったになく，うっかりしたことを言うと自分がやらされる，損だ，にらまれる，と参加者は感じている。
- 「自分たちで決められるのだ，決めていこう」とせず，師長や主任に決めてもらいたがる。
- 仲間の意見，もっている情報や資料，データ，経験を活用しようとせず，師長や主任の意見を聞きたがる。
- グループの足を引っぱるメンバーがいたときにお互いに注意しようとせず，師長や主任に注意してもらいたがる。例えば，私語やよそ見，雑談をしている人がいても注意し合わない。メンバー同士の対決を避ける。
- 師長や主任がしゃべりすぎても，介入できない(ストップがかけられない)でいる。

■自由な雰囲気が感じられる場合

　わからないときは「わからないから教えてほしい」と言え，気持ちや意見が自分の言葉で述べられるような，許容的で自由な雰囲気は，参加者全員でつくりあげていくものである。いくつかのカンファレンスを観察して自由な雰囲気を感じる場合は，次のような状況であることが多かった。

〔自由な雰囲気の状況〕
- 師長や主任が自分の価値観や方針を折にふれて述べ，カンファレンスへの信念や重要性を表明している。
- 師長，主任など病棟リーダーが，平常からオープンなコミュニケーションを行っている。さらに，感情のコントロールができ，肯定的なものの見方をする人，公平な人だと参加者に思われている。
- カンファレンスの訓練や評価の機会がある。特に新人の受け入れ前にカンファレンスのふり返りをしたり，カンファレンスの手順を整えることで，あらためて先輩への動機づけがされている。

　このようなところでは，思いを言葉にすることが奨励され，お互いが聞き合うことができているので，意見が対立して葛藤が生まれても乗り越えていけるという安心感がある。
　要するに，カンファレンスだけが自由で許容的というよりは，病院，病棟全体が常に肯定的な姿勢で看護を考える風土をつくっているといってよいだろう。逆に，カンファレンスが自由な雰囲気で維持されていくようになると風土も変わる。

第2章 カンファレンスの基本要素

◆話し合い・参加のルール

❶発言はしっかり聞こう。つまらないことを言っている，大した意見じゃないと批判的な気持ちをもっていると，相手の話を聞くことができなくなってしまう。私語や雑談はもってのほか。

❷自由な気持ちで発言しよう。こんなことを言ったら笑われないかなどと思わない。自分の言葉で話そう。

❸1回の発言ではポイントが1つあればよい。まとめて1度に言おうなどと考えないで回数を多く発言しよう。まとめようとするより，参加者全員で分かち合う。分かち合おう，わかってもらおうという気持ちで話す。

❹ほかの人の発言に刺激されたら，「あ，そういえば……」「私もこんな経験がある……」など，タイミングよく発言しよう。ただし，脱線しないように気をつけて。

❺しゃべりすぎも，黙りすぎもみんなに迷惑をかける。賛同するときは黙っているよりも「私も同じ考えです」と言葉に出そう。

❻議論のための議論にならないように(裏に勝ち負けや否定的な感情が隠されていないかに気づくこと)。

❼具体的に話そう。抽象語や堅苦しい言葉を使うより，相手にわかる言葉を使おう。専門用語は相手が理解したかどうかを確かめながら。

❽その場の流れをつかみ，お互いの影響力や感情に気づいていく。

❾ほかの人の発言には反応を返そう。うなずき，「ホント？」「ありがとう。参考になったわ」などと言葉にしよう。

❿できるだけ肯定的な言い方を心がけよう。

　結局のところ，自由な雰囲気をつくれるかどうかは参加者1人ひとりが自立しているかどうかにかかっている。自己効力感(自分はできるという確信)の高い人ほど自然体になるし，ある出来事や状況を受け止めるとき，それを否定的に解釈する人はネガティブな感情を味わう。このような個人の反応傾向も場の雰囲気に影響する。TA理論(交流分析)では自発性，気づき，親密さを通して自立へ向かうと考えるが，カンファレンスの場にあっても同じことがいえるだろう。

　自由な雰囲気づくりの基本は参加者が互いに関心をもち合い，たとえ意見は対立しても肯定的な姿勢で反応を表すという実践にある。

　その好例を，長崎県立こども医療福祉センターのリーダーたちの話し合いに参加・観察したときに体験した。筆者(杉野)は，ナースとしての力量のある人たちの自由度の高い率直な意見交換の場の雰囲気を味わうことができた。

事例6　ベテランぞろいのリーダー会

　長崎県立こども医療福祉センターのリーダー会でのこと。議題は4つ，A4用

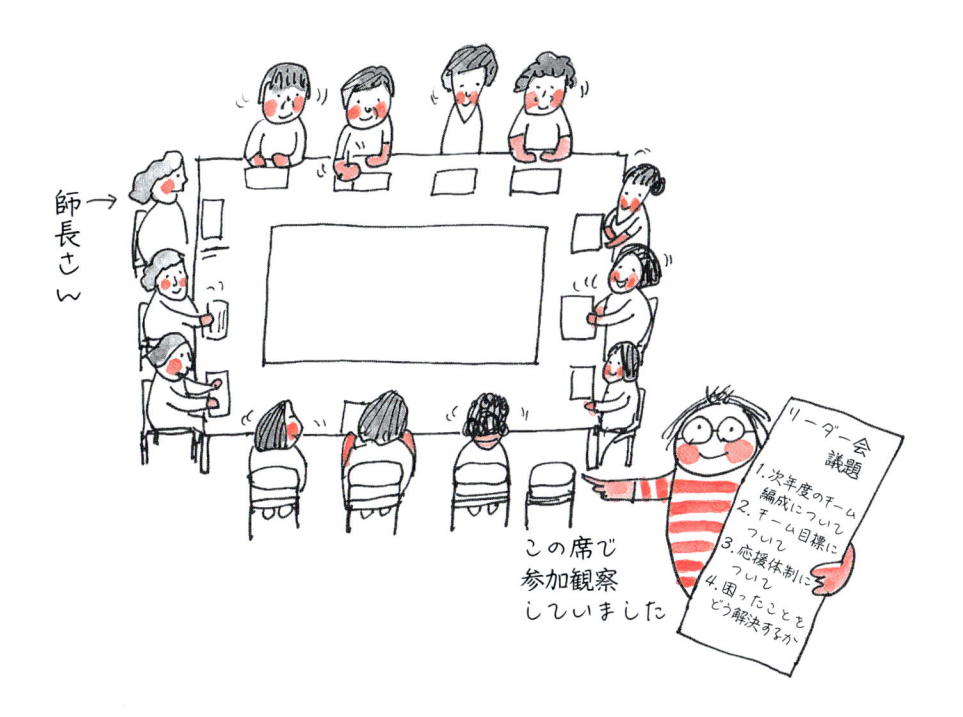

紙にプリントされ全員に配られていた。来年度のチーム編成やチーム目標，チーム間の応援・支援体制の検討などのため，最も若い参加者でもキャリア20年のベテランナースであった。参加者全員で真剣な討論がなされていた。それぞれがのびのびと自分の意見を述べ，聞き合い，反論もする。

　師長の参加の仕方は，自分も考えているがまずリーダーたちの意見にも耳を傾け，確かめたり疑問を述べたりするものだった。能力のある人たちが病棟運営を語り合っているときは，同時にそれぞれの看護観も表出しているのだと強く感じた。

司会の技術を身につける

　誰が司会者になるのか，どのようにリードするのかによってカンファレンスの成果は大きく変わる。例えば，学生カンファレンスの司会者は，常に学生が適任者であるとは限らない。臨床指導者や教師が司会者になることで，目的が達成されることもある。司会者を順番やじゃんけんで決めるのではなく，目的に応じた人を選びたい。

◆開催までに行っておくこと

　まとまった時間がとれるカンファレンスで司会者が責任を果たすには，まず次のような準備が必要である。
❶何のために開くのか，目的をはっきりさせているか。議題は決まっているか

（議題が複数ある場合もある）
❷誰が参加するか(参加者の確保，参加者の能力や情報のレベルを考慮すること)
- テーマに関して，参加者の知識や経験はどれくらいか。
- 参加者はテーマにどのくらい関心が高いか(没入度)。
- 参加者は自分の知っている情報をすぐに提供するか。最も寄与するメンバーは誰か。
- しゃべりすぎる人，反対にいつもしゃべらない人は誰か。
- 参加者に肉体的，心理的な疲労やトラブルをかかえこんでいる人はいないか，対立し合っているメンバーはいないか。

❸出席予定者に，日時，場所の予告はしたか。
❹会場，資料，器材(例えば，パソコンや音響機器)など，必要なものは揃っているか。
❺進行予定の心づもりはできているか(時間管理，どのように進めるか)。
❻不参加の人への配慮(報告，伝達の仕方)。
❼記録はどのようにするか。誰に頼むか。
❽必要な打ち合わせを関係者としたか。

◆司会者に求められること

司会者には，次の2つが要求される。
❶内容を深めるために筋道を立てた思考の展開ができること(看護過程の考え方を使う)。
❷話しやすい雰囲気をつくるために，参加者や集団の感情の動きに敏感で，配慮ができること。

　また，カンファレンスをリードする人(司会者)と看護活動をリードする人(師長，主任，チームリーダー，受け持ちナースとして議題を提出した人など)は，別にしたほうがよい場合もある。同じ人が両方をリードする場合，すなわち，師長や主任，チームリーダーがカンファレンスの司会者になる場合には，2つの役割の違いを理解し，混乱しないように注意が必要である。

　受け持ちナースが自分の受け持ち患者を議題にするときは司会をすると決めている病棟があった。これはやりにくいのではないだろうか。受け持ちとしての発言と司会者としての発言が混乱しやすいし，発言数も多くなる。むしろ，ほかの人が司会をして，受け持ちナースを支援するような発問をしてほしい。

　司会者はカンファレンスの目的，目標が達成できるように，さまざまな準備をする。討論が論理的に展開するために会話を整理したり，話しやすい雰囲気を確保しつつ脱線しないようにコントロールする。また，記録を残すことにも責任を負わなければならない。しかし，司会者はカンファレンスの場をよく観察することが必要なので，記録係を指名し委ねたほうがよい。

　また，司会者は柔軟に"メンバー中心のリーダーシップ"(リーダーの権限行

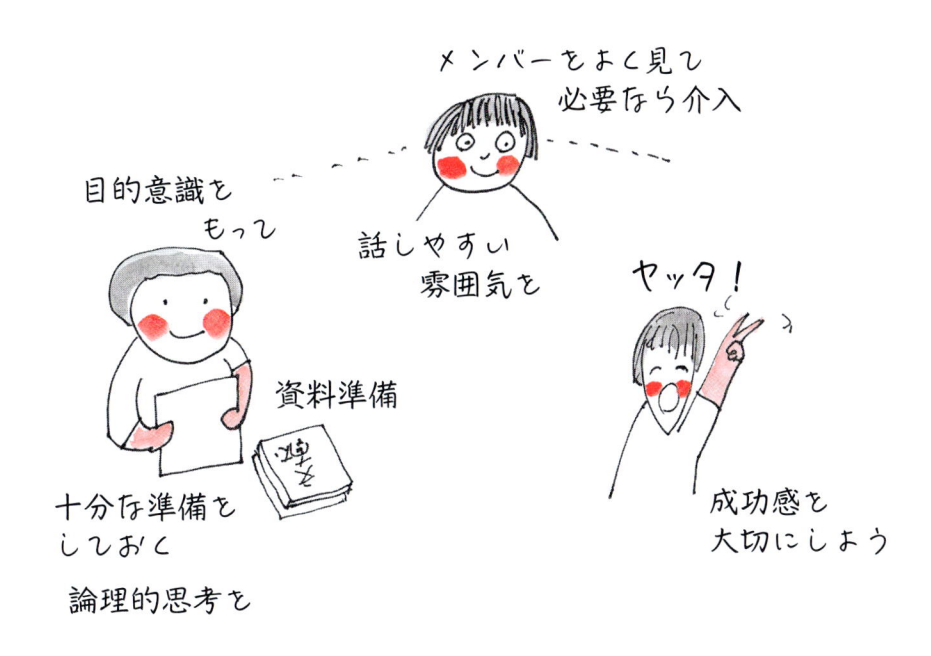

メンバーをよく見て必要なら介入

目的意識をもって

話しやすい雰囲気を

ヤッタ！

資料準備

十分な準備をしておく

成功感を大切にしよう

論理的思考を

使をできるだけ少なくし，メンバーの自由裁量の幅を広げるリードをすること)を発揮しなければならないのである。

◆目的に応じた司会者を

ところが，病棟やチームのリーダーにとっては，メンバーを中心にしたリードが効果的でない場合もある。メンバーに患者への態度を変容してほしいときなどはよいが，例えば，看護計画を立てるとき，議論がほかの問題を生む，ほかへのマイナスの影響があるなどの方向に行きそうなときは説得したり，場合によっては業務命令を出してでもメンバーにある行動を要求しなければならない。それは，組織のもつ目的や目標(例えば，看護サービス業務)をよりよく達成することにまず主眼がおかれるからだ。

病棟リーダーやチームリーダーの役割と，カンファレンスのリーダーである司会者の役割の違いを理解したうえで，チームリーダーが司会をするのはよいだろう。チームリーダーと司会者を別にする場合(チームリーダーはカンファレンスメンバーの一員になる)も，司会者は誰でもよいというのではなく，リーダーシップを発揮できる人を選びたい。訓練のためにキャリアの少ない人を司会者に選ぶときは，病棟リーダーやチームリーダーがしっかりバックアップする必要がある。小さなことでもよいので，成功感を味わうことが上達のコツである。

第3章 カンファレンスの運営

　カンファレンスを運営していくにあたっては，話し合われる内容の側面（課題達成的側面）と，いまこの話し合いの場で起こっているダイナミックなもの，例えば，雰囲気など人間的側面について考えなければならない（図 3-1）。本章では，この 2 つの側面について詳しく述べる。

　図 3-1 に示すように，カンファレンスを内容の側面と雰囲気の側面でとらえると，そこに現れている司会者や参加者の効果的な言動が見えてくる。内容の側面は，知的に理解でき，文章化，言語化でき，合理的に説明できる。カンファレンスの目的や議題を明確にして質の高い情報の交換をしたり，発言内容を検討し合

図 3-1　カンファレンスの 2 側面

雰囲気など人間的側面
・非言語的なもの
・非合理的なもの
・心理的な現象
（例えば，聴く，応える）

・非審判的態度
・励まし，見守り
・肯定的反応や承認
　　→ 自由度の確保

・対人感受性　・参加者同士の関係
・自己洞察力　・コミュニケーションのクセ
・リーダーシップ　・発言のタイミング
・メンバーシップ　・反応，言い方
・感情，欲求　・表情，しぐさ，視線
・役割（指導者・司会者・参加者）・価値観
・メンバー間の協調，競争
・席のとり方　・問題解決の仕方
・暗黙知や経験知，コツ
・集団思考や意思決定の仕方
　　→ 1 人ひとりの内面の複雑さがカンファレンスの場に出てくる

私たちの内側にある

司会者・参加者の言動

知識レベル
・発問内容
・発言内容
・情報，知識の提供
・クリティカル・シンキング
・問題解決技法
・ねらい
・技法

・情報，資料，スライド
・参加者リスト
・記録
・カンファレンス進行メモ
・カンファレンス場所
・カンファレンス時間（例えば，定例化）
・形式知
・文献
・理論，概念
　　→ カンファレンスの手順

私たちの外側にある

・言語化できる
・合理的に説明できる
・物理的にはっきりしている
（例えば，聞く，答える）

話し合われる内容の側面（課題達成的側面）

うと学ぶことも多くなる。カンファレンスの雰囲気は言葉にはしにくいが，私たちの内部にある感情やお互いの相互作用から生まれてきて，確かに存在している。

カンファレンスの種類

　目的，目標を達成するためには，正確で専門性の高い情報やアイデアを結集しなければならない。

　課題達成的側面からみると，カンファレンスでは1人ひとりの思考や認識を全体で共有していきながら，さらに新たな知識を創造するわけだが，そのカンファレンスが情報共有的なものか，問題解決的なものかによって，司会者のリーダーシップの発揮の仕方や進め方は変わってくる。

◆情報共有型カンファレンス

　申し送りのような伝達型，情報収集型，および学生カンファレンスのような訓練啓発型を含む，情報共有型カンファレンスの手順と展開の留意点を以下に述べる。

❶テーマを提示し，メンバーの関心を高め動機づける
- スタートの合図をする(開会のあいさつ)。
- 閉会時間の予告(何時まで，何分間など)。
- テーマについての主旨説明。なぜ，これを取り上げるのか。テーマのもつ重要性の説明など，情報を提供する。

❷情報の掘り起こし
- 資料の提示や情報をもっている人にはたらきかける。
- 見やすい資料を準備する。
- グループ全員から情報を引き出す。「誰か，これについて経験ありませんか」「このことについて知りませんか」「どのような事実があるのでしょう」などの質問を投げかける。
- 体温表や図形，写真，現物など，ひと目でわかるものを提示する。
- 視聴覚器材を用いて印象づける。例えば，電子カルテの画面を活用する。パワーポイント®を使い，スクリーンに映す。
- 重症者の経過など，情報量の多いときは，うまく要約して伝えられるように訓練をしておいて，ポイントのみを述べる。
- 記録や資料は正確を期す。それを活用し，確認し合う。資料を要約して伝える。

❸共有と受け入れ
- 模造紙やホワイトボードを使って記録し，視覚化すると共有しやすい。模造紙に記録しておくと，次回に貼り出して資料として使える。電子カルテを活用する。
- ブレーンストーミング，ロールプレイングなどの技法を活用する。
- グループの理解の程度を確認しながら進めていく。「ここまではよろしいですか」「わかりにくいところはありませんか」「いままでのところ，こんな意見

が出ました」など。
- 訓練啓発型の場合，テーマに応じた原理，原則の解説をする。
- それぞれの問題に対するチーム（師長，指導者など）としての方針を説明する。

❹これからの見通し
- このカンファレンスで得られた情報を，今後どう生かしていくかの説明と方向づけをする。

❺終了
- まとめを述べる。記録者にポイントを読んでもらうのもよい。ただし，まと

発問の仕方

以下の例を参考に，自分らしい言葉で発問してみましょう。あなたらしい言葉で，どうぞ。

❶状況を明確にする問い
「何が起こっているのですか」「事実やデータでいうと？」「何と何（誰と誰）が関係しているのか」など，全体の中でもその課題を考えるように問いかける。現状把握のステップに応じて問いかけると，答えやすい。

❷問題として感じていることをたずねる
問題としてとらえていること，気になること，なんとかしたいこと，困っていること，不満，スタッフのニーズなどを掘り起こす。

❸原因と推測されること（……かもしれない）
❶，❷のなかで「こうかもしれない」「ああかもしれない」と考えていく。

❹隠れた問題を見つけるような問いかけ
「現状分析の結果は？」「予測できる課題は？」「何が原因でしょうか」など。「こういうことは考えておかなくてよいかしら」などの暗示的な質問も必要なことがある。

❺対策の案を出し合う
行動に結びつくような問いかけをする。「どうしたいですか」「どうなりたいの」「どんな結果をイメージしていますか」「そのために何から始めるとよいでしょうね」。

❻具体的な計画を話し合う
いつからいつまで，誰が担当するのか，任せる範囲の決定，評価方法，いつ評価するのかなども含めて決めておく。

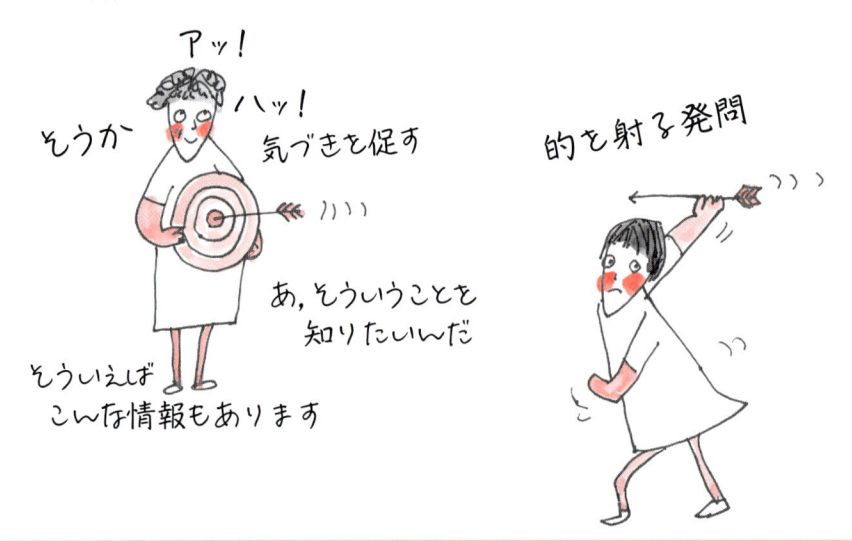

めが不要な場合も多い。最重要なことだけを確認すればよい。
- 参加者にねぎらいの言葉をかける。
- 閉会を宣言する。

◆問題解決型カンファレンス

問題解決型カンファレンスの手順と展開の留意点を以下に述べる。

❶かかえている問題，障害の起こっている状況にメンバーの関心を向ける
- スタートの合図をする(開会のあいさつ)。
- 閉会時間の予告(○時には終ります，など)
- なぜ，これを取り上げるのかを明示し，重要性を強調する。議題提案者の問題意識を皆のものにするなど，問題の存在をメンバーに把握してもらう。
- 経過を説明する(事実・情報・データを基に話す)。
- 必要ならば，説明を聞きながらそれぞれが疑問に思うことをメモしておく。それによって問題状況の理解を助け，問題意識を明確にする。

❷実情の把握
- グループのもつ情報を引き出す。客観的，具体的事実を思いつくまま出してもらう。そのとき，「〜と思う」などとあいまいにせず，語尾を「〜である」で考えるように促す。それをデータベースに入れる。
- リーダー(司会者)が発言者に質問することもよい。いつ，どこで，なぜ，誰に，どのように，何が起こったのかをたずねる。
- 問題の影響はどの程度なのか。メンバーの問題に対する態度はどのようなものか。

❸原因の分析
- 事実の背後にある原因を推測してみる。「〜かもしれない」も含めて考える。
- マイナス面だけでなく，プラスに作用している点なども出しておくと，次の解決策のアイデアが広がる(プラス面からのほうが解決しやすいことがある)。
- 原因と考えられるなかでも核心的なものは何か。

❹解決案の検討
- ブレーンストーミングを活用し，思いつき的でもよいので，グループから考えられる限りの解決案をたくさん出してもらう。この段階では出せるだけ出すことが大事である。よい悪いの評価は次の段階で。
- 小さな声や少数意見にも耳を傾ける。
- 既存の方法にとらわれず，自分たちで新たに情報を創出するぐらいの気持ちでアイデアを出す。思い切ったアイデアも歓迎する。

❺最善の解決案を選び出し，チェックし，決定する
- それぞれの解決案に批判的(クリティカルな)分析を加える。厳しい客観的な評価を奨励する。その案が，❸の原因を解決できるかどうかが基本である。
- ❹で考えられた解決策のアイデアのなかで，現時点で最も現実的な解決を得

られるものはどれなのか，また，それを❶や❷に戻って事実や資料と照らし合わせてチェックする。
- ❹で出た解決案について，効果があるかどうか，実施する可能性はあるか，関係者の協力を得られそうか，コストはどれくらいかかるかなど，冷静に判断すること。さらに現実の人間関係を踏まえながら，この解決策が新しい問題を生む可能性はないかを検討する。
- メンバーの合意を得て，解決策を決定する。

❻手順化
- 決定した解決策を実施するための手順を決める。それが具体的で実際的であるか，問いかける。誰が，いつから，どこで，どのような方法で実施するのか。
- 手順は可能な限り数値化しておくとよい。1日3回各勤務帯で，1回10分など。
- 選んだ解決案がうまく機能しなかった場合に備えて，次善策も考えておく。
- ❹❺❻の段階ではホワイトボードや模造紙を活用する。

❼終了
- 必要なら記録を読み上げてもらう。全員で合意事項を再確認する。
- メンバーをねぎらい，閉会を宣言する。
- 不参加者に周知徹底するための方法を考え，実行する。決めたことは守るよう伝える。

話し合いの展開に決まりきったパターンや，「これが絶対にうまくいく」という方法があるわけではないが，以上のような運び方の原則を頭に入れておくと便利だ。どのステップに力点をおくかは，カンファレンスリーダーである司会者の判断にかかってくる。原則は破られるためにあると言う人もいるくらいだから，原則を知って自由に使いこなしたいものである。

司会の技術―①目的を明確にし，準備をする

　人間的側面という観点からみると，カンファレンスはある目的達成のために人が集まり，参加者が論理的な思考過程を踏んで，アイデアや情報，考えを交換するだけという単純なものでない。参加者の感情や価値観，偏見，地位や背景からの影響，相互関係などの要素が入り込むので，とても複雑なものになってくる。この混沌から醸し出されるものを，全体としていかにキャッチして，カンファレンスの生産性を上げていくかが難しいのである。

　カンファレンスリーダー（司会者）の最も大きな責任は，そのカンファレンスから参加者のためになる情報を創出し，メンバーの知恵や経験を引き出すこと，そして，その目的達成の障害となることを排除していくことにある。具体的には，次のような責任を果たさなければならない。

◆目的や目標を明確にする

まず，司会者自身がカンファレンスを何のために開くのかをはっきりさせておくこと。なぜカンファレンスを開くのか，目的を明確に説明して進めよう。

なかには，カンファレンスで取り上げなくてもよい課題もある。例えば，1人で決定すべきことと，集団の合意が必要なことをきちんと区別しよう。後者は当然，カンファレンスが必要だ。その場合は，カンファレンスでよりよい解決策を決定しようという信念をもっておくこと。「開くことになっているから……」というあいまいな姿勢では確信をもった積極的なリーダーシップは発揮できない。積極的，肯定的な司会者のほうが，メンバーからより多くのエネルギーを引き出せるはずである。

あなたはどのようなねらいで申し送りやケースカンファレンスをしているだろうか。**表3-1**はそれぞれのカンファレンスで達成できる目的や機能を示している。○は大いにある，△は多少ある，を表している。申し送りも「教育・訓練・

表3-1 カンファレンスの目的や機能

	申し送り	ウォーキングCF	ケースCF	業務調整CF
情報交換	○	○	○	○
意見交換	△	○	○	○
問題の発見	△	○	○	○
問題の分析		○	○	
問題解決への計画立案		○	○	○
意思決定		○	○	○
理解を得ること	○	○	○	○
動機づけと説得	○	○	○	○
コンサルテーション（知識,情報,経験,判断を求める）		○	○	
教育・訓練・啓発	△	○	○	
グループ目標の設定			○	
チームワークの開発（仲間と,他職種と）		○	○	○
参加への準備	○	○		○

（参考文献 H. P. ゼルコ：会議 リーダーシップと参加のマネジメント，村上元彦(訳)，日本生産性本部，1971）

表 3-2　看護実践中(日勤)で行うカンファレンスの例

時刻	内容
8:30	・申し送り(一方的なものにせず自分から情報を得る。ショートカンファレンスで患者の看護計画を修正するなど) ・業務調整カンファレンス(応援の要請,応援体制づくり,緊急入院時の対応を決めておくなど) ・看護実践中(スタッフステーションで「ちょっときて」カンファレンス,医師の回診時のウォーキングカンファレンスなど)
15:30	・看護計画評価のカンファレンス(朝,議論した看護計画があれば実践してどうだったか当日のうちに評価する)
16:30	・準夜の人への申し送り

啓発」目的で行えるのでリーダーがカンファレンスをどのように活用したいかによって,○や△は変化する。

　いま目の前にある課題を解決するために必要なのは申し送りなのか,ウォーキングカンファレンスなのか,あるいは業務調整カンファレンスなのか。目的を明確にすることで効果的な解決策につながる手段を選択しよう。

◆カンファレンスに適したタイミング

　カンファレンスの目的と手段とともに考えなければならないのは「いつ,行うか」である。多忙な看護実践のなかで,メンバー全員が集まれる日時を確保しようなどと考えていたら,いつまでたってもカンファレンスは行えない。「ちょっときて」「知恵貸して」と2〜3人がいればカンファレンスはできる。1日の看護実践のなかにどのようにカンファレンスを組み込んでいくかを考えよう(表3-2)。

◆メンバーの選択と場所の確保

　カンファレンスの目的が決まったら,メンバーを選択(誰に参加してもらうと目的が達成できるかを検討)し,場所を確保する。会議室がよい場合やベッドサイドでのウォーキングカンファレンス,スタッフステーションで「ちょっときて」カンファレンス〔→p.90,114〕など,さまざまな場所や方法が考えられる。そのとき,患者のプライバシーを守ることができるかを常に念頭におかなくてはならない。特にウォーキングカンファレンスは2人部屋,4人部屋の場合は話し合いがまわりの人に聞こえないか,くれぐれも注意する必要がある。足浴や爪切りはベッドサイドでもできるが,患者参加のカンファレンスの場にしたいなら,お風呂場や処置室などで行うと一石二鳥である。

　さらに目的が決まれば,それを達成するためにどのような事前準備をし,展開のための工夫や手段を選べばよいかが決まってくる。

演習4　カンファレンスの目的,司会者や記録係の役割を考える

①「なぜカンファレンスを開くのか」をテーマに,15分(または20分)話し合ってみましょう。司会者,記録係は決めずに始めてください。

②次に，司会者と記録係を決めてから，同じテーマ(テーマを変えてもよい)について 15 分(または 20 分)話し合ってください。
③①と②では，発言の仕方や進行方法にどのような違いがあったでしょうか。それぞれ感じたことを述べてみましょう。

司会の技術―②雰囲気を盛り上げる手立て

　カンファレンスで何を話し合うのか，もう 1 つはっきりしないうちに始まり，なんとなくダラダラしているなという印象をもったことや，話があっちこっちに飛んでおもしろかったが，終ると何も決まっていなかったなどという経験はないだろうか。
　以下の 2 つの例で，司会者の問題提起の仕方と投げかける質問内容について考えてみよう。
〔O さんの司会〕
　「A さんの家族から付き添いたいという希望が出ていますが，私の見るところでは特にその必要はなく，A さんのわがままではないかと思います。時間もあまりありませんので，よろしくおねがいします。では皆さん，どう思いますか」
〔K さんの司会〕
- 「A さんの家族から付き添いたいという希望が出ています。A さんと家族の思いも含め必要かどうかの検討をお願いします。時間は 5 分でね」
- 「B さんから報告のあった看護計画案について，いまから 10 分間，B さんにできるだけたくさんのアドバイスをあげるつもりで発言してください」
- 「C さんの食思不振について，チームとしてどう援助していけばいいか，解決策を検討しましょう。このカンファレンスは 2 時には終りたいと思います。まず C さんの現状を受け持ちの Y さん，報告してください」

　話がはずむのは，どちらの司会者の進め方だろうか。
　カンファレンスの参加者を討議に向けて動機づけなければ，カンファレンスの目的は達成できない。「参加者が何について話し合うことを，司会として期待しているのか」を，司会者は必ず明示すること。その際，自分の意見はできるだけ出さないほうがグループの自由度は確保される。
　同時に，参加者はアイデアを出すだけでよいのか，決定までをまかされているのか，グループの責任範囲をはっきりしなければ，せっかくのメンバーの努力はムダになる。さらに，「いくら話し合っても，最後に師長さんが自分の思いどおりに決めるのだから……」という思いがあると，カンファレンスに集中しなくなる。師長・主任がカンファレンスのよいメンバーになり，かつ司会者が師長・主任を活用できれば言うことなし。

◆脱線を防ぎ，ゴールをめざす

　課題をはっきりさせ，時間管理をしながら進めていくとき，テーマからそれないことが大切である。要因となりやすい私語や脱線を防ぐこと。

　脱線し始めたら，できるだけ早く軌道修正したい。横道にそれる話は，おもしろい話であることが多いのでしばらく楽しんだら，気づいた誰か（できれば司会者）が，「さあ，元に戻りましょう」と言えばよい。

　30分以上のカンファレンスでは，途中で「いままでこんなことが話し合われましたね」などと，内容を少し整理する，あるいは記録者にポイントを読んでもらうのもよいだろう。

　議題が複数ある場合，あらかじめ進行予定表をつくっておいて，時計を見ながら進めること。この話し合いが終わったときにどうなっていたいのか，ゴールを明確にしておく。

◆話の各段階を意識する

　「まとめるのに困る」という悩みをよく聞く。情報や意見があちらこちらに飛び，まとまらないままお手上げとなるのだろうか。

　問題解決型のカンファレンスのときは特に，討議の進行が問題の実情把握の段階なのか，原因追求の段階なのか，解決案を出す段階なのか，司会者の頭の中で各ステップを意識しながら進めていかないと，同じところで話が堂々巡りをして，いつまでも結論にたどり着けないことになる。どの段階に時間をかけ，どこを簡単にして次に進むかの判断が大切である。目的達成のために，限られた時間をいかに有効に使うかも司会者の責任である。

　皆が集まれる時間が10分間とれるとする。同じ10分間でも「10分しかないから話し合っても……」ととらえるのと，「10分あるから話し合いましょう」とはたらきかけるのでは，カンファレンスの展開に差が出るだろう。

◆エイッと踏み出そう

　「忙しくて，カンファレンスができない」という声もよく聞くが，それは単にやらないか，やる気がないかのどちらかである。エイッと1歩踏み出して，カンファレンスを開催しよう。必要なことは，開催時間にメンバー全員が集まり，司会者がスタートの合図をし，閉会予定時間には終る習慣をつけることだ。「10時にオペ出し」と決まっていれば，それに間に合わせるために努力するように，カンファレンスでもやってみてほしい。

　「ちょっときて」と2，3人で話し合うクセもつけたいものだ。忙しい現場では，この「ちょっときて」カンファレンスがおすすめである。1日のうちに何回でも，誰とでもやればよい。

「ちょっときて」カンファレンス

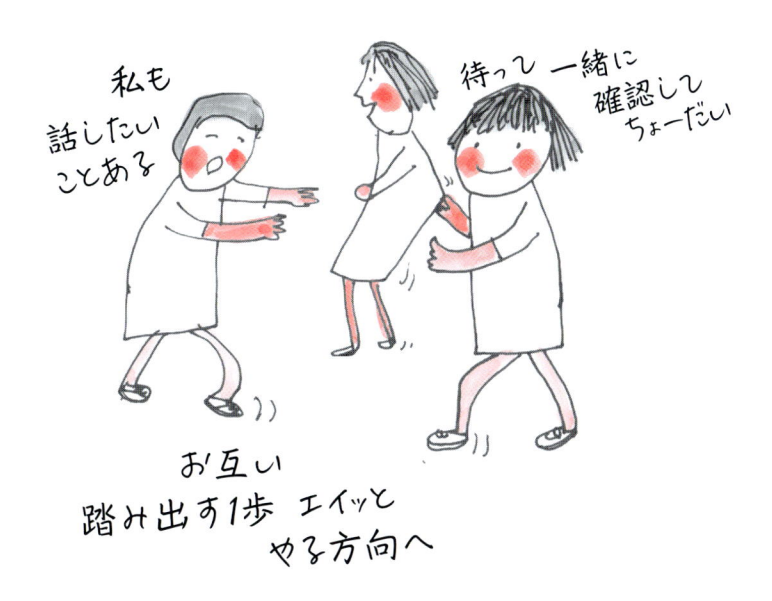

私も話したいことある

待って 一緒に確認してちょーだい

お互い踏み出す1歩 エイッとやる方向へ

◆刺激を与える

　カンファレンスを看護活動に有効な内容とするために，適切な質問をすること，意味がわかりにくいときには明確にすること，合理的に要約すること，資料を提供すること，必要ならばお茶を出すことにいたるまで，あらゆる刺激をメンバーに与えるのも司会者の役割である。

　行きづまったときは「何かありませんか」と言うより，「少し観点を変えて，この点から考えてください」「もう2，3例ないかしら」「○○さん，経験から助言してください」などと問いかけるほうが，カンファレンスに活気が取り戻せる。

司会の技術―③感情をキャッチして討論を展開していく

　司会者になったとき，自分自身が緊張しているのを感じることがある。メンバーも同様で，開始前から緊張していることもあれば，誰かの発言が引き金になって，にわかに緊張感が高まることもある。

　カンファレンスに持ち込まれた"感情"を，すばやくつかんで対応していくためには，自分自身の感情に気づき，いまこの場の状況も見えていなければならない。

◆非言語的メッセージを読み取る

　まず，物理的に全体がよく見えること。メンバーがよく見える位置に席を占めよう。誰よりも先に席についていると，参加者の体の動きと心の連動がキャッチできる。「早く始めて早く終ってチョーダイ。業務が残っているのよ」と言いたげ

第3章　カンファレンスの運営

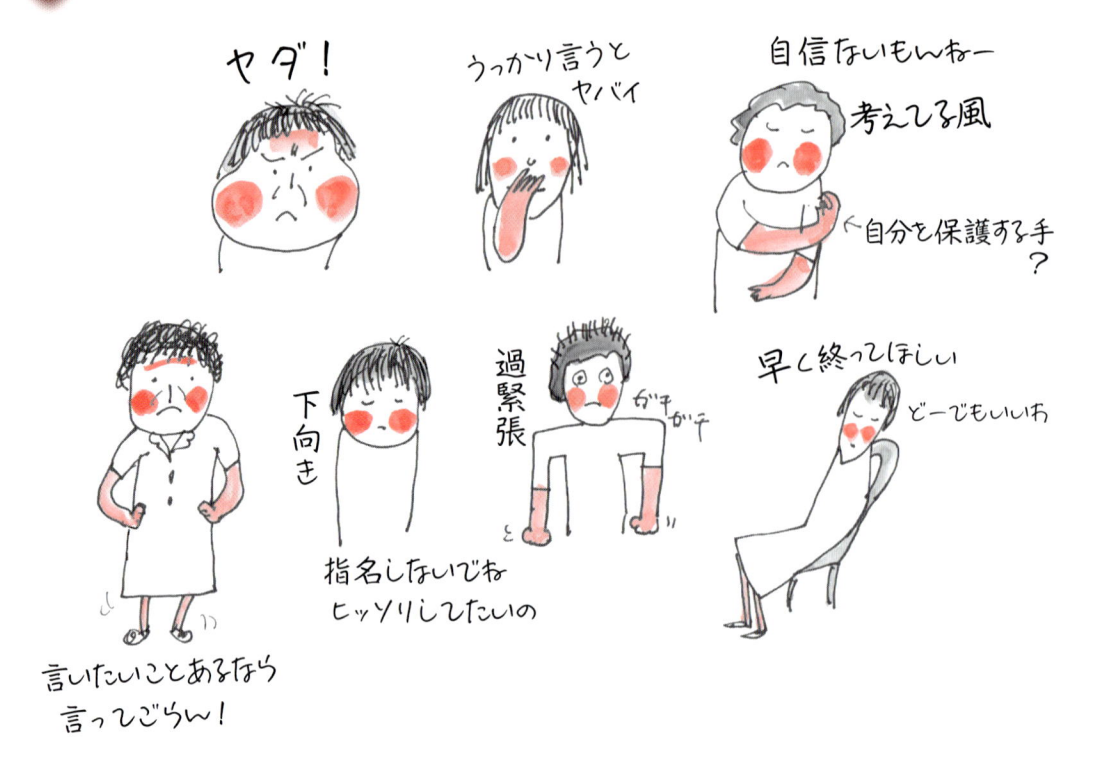

な人の観察ができるかもしれない。目に見えないがはっきり存在している1人ひとりの感情や，誰かと誰かの間にある対立が見える(気づく)ためには，非言語的言語 nonverbal language による手がかりに注目することだ。

　ふだん，カンファレンスのなかでも私たちはいかに無意識に行動していることか。しかし，何かを感じているから無意識にそう行動するのである。

　例えば，席のとり方でも次のようなことはないだろうか。

- 立ったままか，座るか，座るならどこに座るか，丸テーブルと長方形のテーブルではどうか。
- イヤな人の隣には座らず，離れて座る。
- 人数が増え，お互いの距離が遠くなると，隣と話すことが増える傾向にある。
- お気に入りの席がある。
- 新人や学生は，入口に近い位置，司会者から離れた位置を占めることがある。

　メンバーの表情やしぐさからも，いろいろなことがわかる。口をおおいながら黙っている人，口をすぼめる人は防御の構えをとっていると解釈される。頬杖や伏し目は退屈さを示すし，話し合いの途中で落書きをしている人は，討議に集中していない。

　「その人が協力的でなくなったとき，どんな会話をし，どんなジェスチャーをしていたかを思い起こしてみるべきだ」と，ニーレンバーグとカレロは述べている[1]。

患者のニーズは「言葉よりも，むしろ非言語的合図ではっきり表現されるものである。患者は行動を通して，自分の本当の世界を語りかけてくるのだ。われわれは，全感覚を使って，非言語的合図を理解し，状況にふさわしい行動をとらなければならない」[2]と，ブロンディスとジャクソンは書いているが，患者という言葉のところを，「討議に参加するメンバー」と置きかえてみてもピッタリする。

◆柔軟な対応と刺激を

非言語的言語を通して読み取った感情に柔軟に対応していれば，（その場が見えていて状況を把握しているので），適切なリーダーシップを発揮しやすい。「先ほどから腕組みをしたままですが，何かご意見がありますか」，小首をかしげた人やアレッという表情の人を見つけたら，「納得のいかない点はありませんか」などとかかわっていけばよい。

「緊張していらっしゃるようですね」「ちょっと疲れが出始めたようです」などと，気づいたことを言葉にすることで，グループを刺激できる。このようなかかわり方を「グループの動きや雰囲気をフィードバックする」という。

◆沈黙打開のために知っておくべきこと

沈黙が支配するカンファレンスを，クエーカー・ミーティングと呼ぶ。司会者になって困ることの1つが，黙っている人が多かったり，発言をする人としない人が決まっていることだろう。

充実したカンファレンスにするためには，それぞれ異なった価値観の参加者全員が，自分のもつ情報や考え方をまず自由に出し合わなければならない。しかも，自分の言葉で気軽に話せること。そのこと抜きに専門性の高い発言を量的に増やすことはできない。

❶参加者数と発言数

参加者の人数（グループ・サイズ）と発言数との間には相関が見られる。参加人数が多くなれば，最も多く発言した人の発言量と最も少なく発言した人の発言量の差が大きくなるのである。

3人から6，7人でチーム・カンファレンスをするときと，合同カンファレンスや10人以上の参加者がある病棟会議や師長会，業務委員会や臨床指導者の合同会議などを比較してみてほしい。小グループ討議でメンバーが十分訓練されてくると，多少人数が多くなっても参加度は高くなるが，一般的に言えば誰を会議に召集するか，よく考えて人数を決めたほうがよい。多人数で話し合うときは，発言数の少ないメンバーにどうはたらきかけるかに留意すべきである。また限られた時間に，多くのメンバーに発言のチャンスが確保されるためには，参加者自

引用・参考文献
1) G.I.ニーレンバーグ，H.H.カレロ：ひとの心を読む技術 ことばでないコミュニケーション，上田敏晶（訳），p.95，日本生産性本部，1980．
2) マリオン N.ブロンディズ，バーバラ E.ジャクソン：患者と非言語的コミュニケーション 人間的ふれあいを求めて，仁木久恵，岩本幸弓（訳），p.32，医学書院，1979．

身が1回の発言時間を短くする努力（といっても，まとめて言うことではない。まとめようと意識するとかえって言えなくなる）をしたり，訓練が必要になるだろう。1人ひとりがお互いの発言をよく聞き，自分も発言する積極性が求められるのはもちろんのことである。

❷「なぜ黙っているのか」を考える

参加者のなかで極端に発言が少ない人がいる場合は，「なぜ黙っているのか」の見当をつけておきたい。その人の性格だけでなく周囲の環境にも目を向け，その原因を探っていこう。原因が推測できれば，その人へのアプローチの方法を検討することができる。

■内気，恥ずかしがりや，認知スタイルなど性格上のクセ

- 言いたいけれど恥ずかしい。多人数になると話せない。
- こんな意見を言って笑われないか，師長からにらまれないかと取り越し苦労をする。
- 他人の意見にまどわされたり，圧倒されてしまう。
- 言葉につまったらどうしようなどと，緊張している。
- 変な意見（ほかの人と違う意見）を言ってしまいそう。

【クエーカー・ミーティング】

クエーカー Quaker：1650年頃，イギリスでG.フォックスが創始したキリスト教プロテスタントの一派，フレンド派の別名をクエーカー教徒と呼ぶ。神の言葉に震え，おののく人の意。

礼拝も無形式で，静寂のなかでの思索が中心となっている。震え，おののき，自分に閉じこもってしまう人の多い会議のことをクエーカー教徒の礼拝をもじって，クエーカー・ミーティング Quaker meeting という。

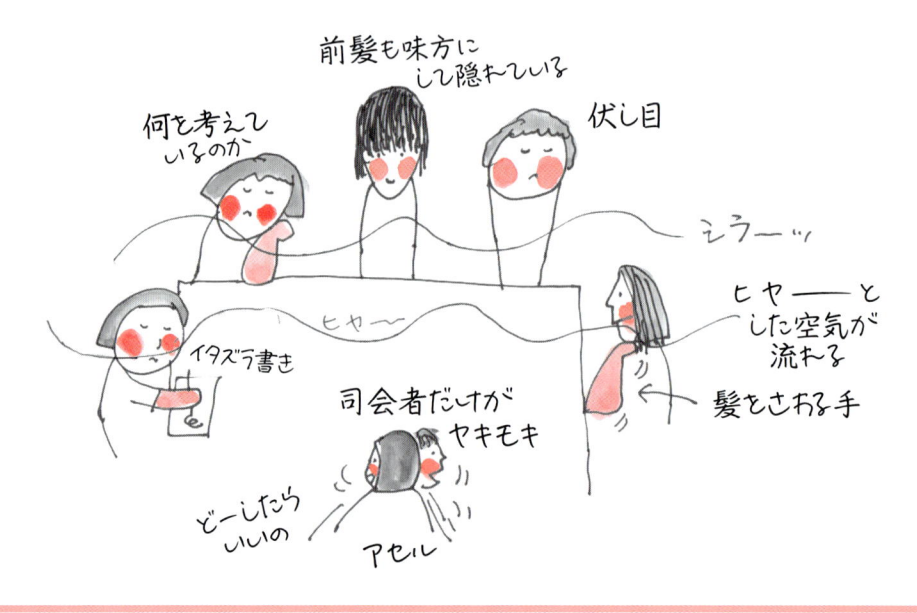

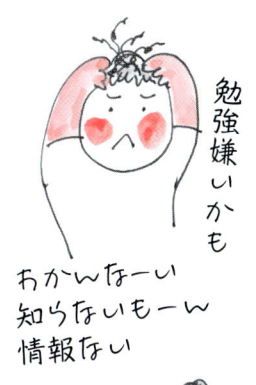

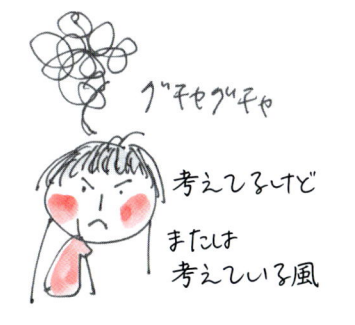

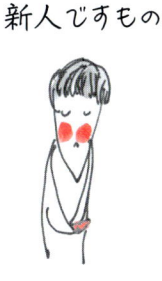

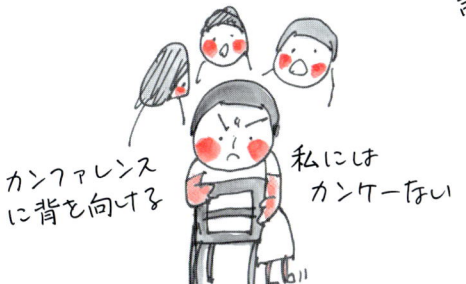

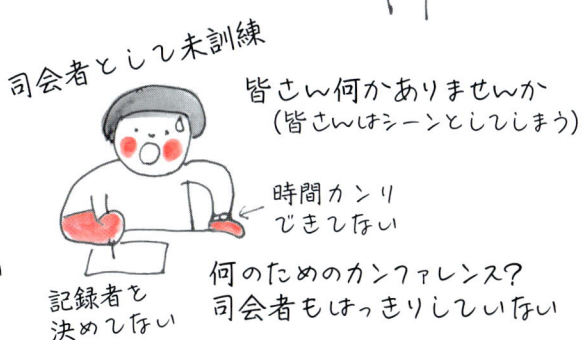

■**話す技術の不足（訓練不足）**
- 表現力が乏しい。
- うまく話せないで困った経験があるので黙っている。
- 言おうと思っていると他人に先を越される。
- カンファレンスに不慣れである。
- まとめて言えない（と思い込んでいる）。

■**皆と一体感がない**
- その場の雰囲気についていけない。浮いた感じや場違い感を味わっている。
- 議題に興味がない。
- 無視されているのでだんだん言う気がなくなる。
- 久しぶりに出勤してきて様子がわからない。
- 遅刻してその場になじめない。

■**心理的，肉体的に問題がある**
- 早く終ってほしい。次の仕事への焦りがある。
- 私的な心配事がある。
- 体の具合が悪い。過労で口もききたくない。
- 機嫌が悪い（けんか）。
- 口臭や歯が欠けていることなどを気にしている。
- 嫌いな人がいる。

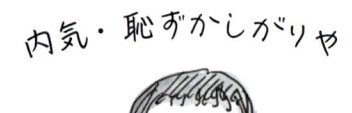

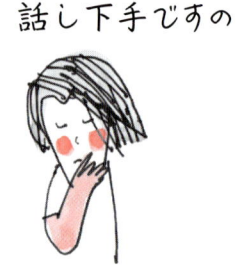

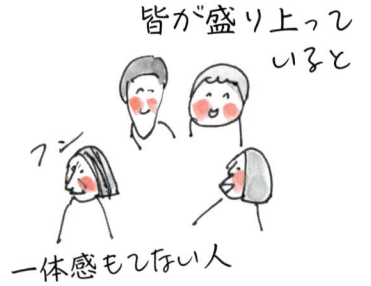

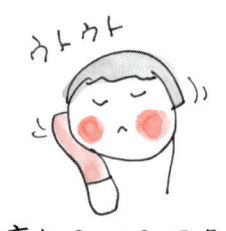

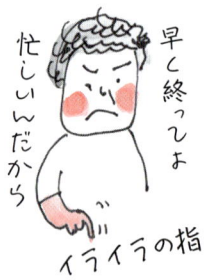

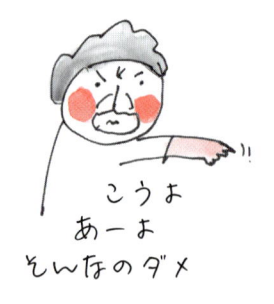

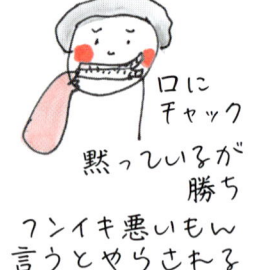

第3章 カンファレンスの運営

■ **出席者のなかに支配的, 攻撃的にふるまう人がいる**
- 上司から批判されたり注意を受けるなど, 不利なことが予測される。
- 言っても取り上げてもらえない(抑えつけられる)。
- 反対意見を言うと感情的, 攻撃的な言い方で言い返される。

■ **話しにくい雰囲気がある**
- シーンとしていたり, しゃべりすぎる人がいたり, 雰囲気に圧倒される。
- 上の人に遠慮して, 特に反対意見は出しにくい。
- 言っても皆の反応がないから「言わなくていいや」と思ってしまう。
- 自分の意見を言うと批判されたり, 陰口を叩かれるのではないかと不安になる。
- 雰囲気が堅苦しく, 緊張してしまう。

■ **議題に関して知識がない**
- 前もって準備をしていない。
- 知識や経験がない(特にキャリアの少ない人)。疾患などについても勉強不足である。
- 難しい理論で議論しているので理解できない。どのように進むのか, 話が見えない。

■ **発言する気はあっても, 意見をもっていない**
- 問題を真剣に考えていない。

- 毎日，疑問をもたずに仕事をしている。
- 患者を見ていない。
- 意見が思い当たらない。意見がない。

■カンファレンスへの抵抗感がある
- 新人だから，意見を言いにくい。生意気と思われるのはイヤ。
- 言うとあとで不利益をこうむるので損だ。
- どっちみち師長が最後にひっくり返すのだから言ってもムダだ。
- 私には関係ないことだ。
- メンバー（司会者）が気に入らない。
- 自分の意見がほかの人と違う。
- 自分と同意見を誰かが言ってくれるだろう。
- ほかの人の意見を聞いてから，自分の意見を言う。あるいは，指名されたら言う。
- 発言はまとめないといけないので言えない。
- 話し合うより，早くベッドサイドに行きたい。

■司会者の未熟さ，運営のまずさ
- 意見を聞くのみで，深く突っ込んでいない。情報交換ばかりに終始している。
- 事前に目標，議題などを提示していない。
- 「何かありませんか」と言われても，参加者は何を言ったらいいのか，求められているものがわからない。
- 司会者の声が小さくて聞こえないので，やりすごしている。
- せっかく発言しようとしているのに司会者が見ていない。気づかれず無視されてしまう。
- テーマが大きすぎる，または難しくて把握できない。
- 司会者がカンファレンスのトレーニングを受けていない。
- 意見交換する前に終了時間が来る。
- 資料が配布されない。
- 準備された資料が上手に使えない。

◆黙っている人へのアプローチ

　カンファレンスで発言のない人へアプローチしていくために，5～6人のグループで次の演習をやってみよう。

演習5

話さないのにはワケがある
❶5～6人で1グループをつくる。
❷グループのなかで最もよく話す人を選ぶ。

❸グループのなかで最も話さない人を選ぶ。
❹最もよく話す人にみんなでインタビューする。
　「あなたがよく話すのはなぜですか」
❺最も話さない人にみんなでインタビューする。
　「あなたがあまり発言しないのはなぜですか，何か理由があるのですか」など。

　❶から❺の順で進めると，意外な答えが出てくることがあっておもしろい。発言が少ない人が話さない，口数が少ないのには理由がある。その人固有のコミュニケーションのクセがある場合もあるが，まわりがその人の話に耳を傾けようとしていない場合もある。ふだん話さない人が重い口を開いたときは，ほかの人は口を閉じて聞こう。そして，肯定的な反応を返そう。
　このようなタイプの人には勇気を出すよう促し，1回の発言は短く話すことをすすめよう。それに対して，「あら，そう」「えっ，ホント？」でもよいので，肯定的に反応することでその人の自己効力感が増せば少しずつ発言も増えるだろう。情報や知識をもっているのに発言しない人の場合は指名しよう。「○○さん，このことについて情報をもっていませんか」「△△について教えてほしい」など，具体的に質問して発言を促す。

◆沈黙を聞く

　作家，曽野綾子さんのエッセー「沈黙の時間」は，カンファレンスの沈黙を考える際にも新しい視点をもつヒントになった。
　曽野さんは自衛隊の潜水艦と釣船の海難事故をきっかけに，海事について勉強を進めるなかで，次のように述べている。「私が何より感動したのは，電波に沈黙時間があることを知ったときだった。毎時，15分から18分までと45分から48分まで，世界中の船の電波の送信は，一斉に中止される。通信室にある丸い時計の文字盤は，その6分間だけ赤く塗ってある。電波が沈黙している間に，船は，もし自分のいる地点の近くで発せられている弱いSOSがあれば，それを聴き取るのである。遭難信号が聞こえたら，とにかく救助のために現場に向かわなければならない。この電波の沈黙の時間こそ，弱い人の声に耳を傾けるという精神に基づいている」[3]。
　沈黙している人の自信なげで弱々しい態度をキャッチし，その人の弱い小さい声を聞き取るために，話す力のある人たちはまず自ら沈黙することなのだ。沈黙して待つことによって，やっとの思いで発言した弱い小さい声が聞き取れる。その声がたとえ，「ハイ」であっても，短かい意見や情報であっても，心からありがたいと受けとめることができよう。つい「それくらいしか言えないの」とか，

引用・参考文献
3）週刊ポスト，昼寝するお化け「沈黙の時間」，1月1・8日合併号，p.101，1993．

「なーんだ，つまんない意見」などの反応をしてしまっていないだろうか。

　気の弱い人が自分の意見に自信をもてないことを思いやり，とにかく静かに聞こう。あなたの意見を知りたい，という姿勢を見せたい。そうすれば自然に相手に目が向き，やわらかい表情で，口をはさまず発言が待てる。心の動きが私たちの目つきや表情や声の調子に表れるのだから，まず無口な相手に関心をもつことから始めよう。このようなことに，誰もが意識すること。このような態度を保つことが口数の少ない人にもよい参加を促すことになるだろう。

◆沈黙打開の6つの具体的な方法

　沈黙を打開するために，次のような6つの段階を踏んでみるのも1つの方法である。

❶待つ

　オリエンテーションやテーマについての情報提供がすみ，問いかける質問をして，いわばお膳立てがすんだら，あとは「待つ」ことだ。

　ある質問をして沈黙が始まったとしよう。せいぜい10〜15秒もたたないうちに，司会者は不安を感じるのか，ある人を指名したり，全体に向かって別な質問を投げることがある。何か言いたげな人や情報をもっていそうな人，身を乗り出したり，言おうとして唇を動かしかけたときに，タイミングよく指名すれば，それがきっかけで発言が始まるだろう。しかし，「目下，考え中！」というような人や，質問の意味がわかりかねてぼんやりしている人に指名がいくと，沈黙はさらに続く。特に「何かありませんか」という問いに黙ってしまう人は何を求められているのか，よくわからないことが多い。

　また，考える時間をとらずに指名を続けると，指名されないと口を開かないという悪循環を生むこともある。しばらく待ってみてほしい。きっと誰かが口を開いてくれる。

❷見る

　司会者はぼんやりと待つだけではなく，まわりの人たちの表情やしぐさをよく見ていよう。メンバーの表情，動作，姿勢，視線の行方などをしっかり観察すること。司会者がメモをとることに夢中になったり，資料に目をやりすぎていると，場の状況が見えなくなる。ゆっくりとメンバーを観察していると，発言がないのは問いかけの意味がわからないからなのか，内気だからなのか，その沈黙の意味がつかめてくる。

❸言う

　そして，じっくり観察した結果を言葉にすればよいのだ。

　「何か言ってくれないと，私，不安だわ」（このような言い方をＩ(アイ)メッセージという），「質問の意味がわかりにくいですか」「○○さんならどうしますか」「急に黙り込みましたね」「いま感じたことを発言してください」など，グループから感じとれる雰囲気や，司会者の気持ちを言葉にして投げかけるのもよいだろう。

❹変える

沈黙があまりに長く続いたら，そこで話題を変える，あるいは質問を変える。「窓を開けましょうか」「お茶でも飲んで一息入れましょう」などと空気，雰囲気を変える必要が出てくることもある。また，視点を変えて，別の角度から質問をしてみる。

❺確認

沈黙しがちなカンファレンスを打開する道がもう1つある。それは討議を進めるなかで，発言内容を確認したり，相手の発言を明確にする行動を奨励することである。

「あなたのおっしゃりたいのは，～ということですか」「いま言われたことがよくわかりません」「聞き取りにくかったので，もう一度お願いします」「その言葉はどういう意味ですか」など，相手の発言を正確に受け止めるための意思表示をすることである。

新卒ナースには，「よくわからないときは，もう1度言ってくださいと言うのよ」と教えておこう。経験も知識も少ないメンバーでも，このような発言ならできるだろう。そのためには，相手の発言をよく聞くことという助言も一緒に。

また，うなずきや「ヘェー」「すごいね」「なるほど」「ほんと？」「参考になるわ」などの反応や発言が，会話を促進していく。

よどんだカンファレンス（doldrumsの状態）から脱出するためには，メンバーが心に感じたこと，考えたことを身構えずに出し合い，聞き合い，あいづちを打つなど，相互に刺激する必要がある。

❻やめる

もう意見は出つくしたという沈黙もある。そのときは，その議題については終了してよいかを確認したうえで「やめる」。

◆沈黙打開のための質問活用法

話し合いが進まなくなったとき，司会者は質問を活用した2つの方法でメン

▌ドルドラムズ　doldrums ▐

地球の大洋上に想像される，風も吹かず潮も流れず，よどんでいて動かない，ゴミくずや難破船などがいつのまにか集まってきて停滞している無風帯をドルドラムズと呼ぶ。

ふさぎこみ，停滞状態という意味もある。

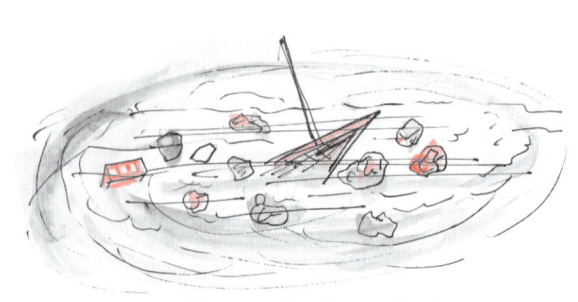

大洋上の想像の場所

バーを刺激する。

「いかがでしょうか」「ほかにご意見はありませんか」と全体に向かって質問する方法と，特定のメンバーに「○○さんはどうしたいですか」と直接質問する方法である。

全体に質問したときは，誰も反応しないということが起こりやすい。「何かありませんか」という質問はあまりにも漠然としているからである。その結果，また司会者が話してしまうという悪循環にならないように注意が必要である。

直接質問をしたときに，発言していなかった人から思いがけず重要な発言が出てくることもある。しかし，とつぜん指名された相手が答えられなかったとき，本人はさらし者になった気分になるかもしれないし，司会者自身もバツの悪い思いをするだろう。相手の特性，情報量，能力などを理解したうえで指名しよう。

質問は，次の点に留意しよう。

❶情報を求める

状況について質問するときは，「何が起こっているのか」「どんな状態なのか」「理由は？」など，いつ，どこで，誰が，何を，どんなふうに，などの言葉を使うと具体的な答えが返ってきやすい。

「どれぐらい経費がかかりますか」

「このことに関連のある事実はありませんか」

❷問題点を絞り，具体的に質問する

わかりやすい質問ならば，内気や恥ずかしがりやの人も発言しやすくなる。

「検温時の様子はどうでしたか」

「さきほど家族の方と話し合った内容をみんなに報告したらどうでしょう」

❸アイデアや解決案を導き出す

少々非現実的なアイデアであっても，ドシドシ発言することに意味がある。ブレーンストーミングの技法を活用しよう。

「思いつきをドンドン出してくださいませんか」

「ひらめいたらすぐ言ってください」

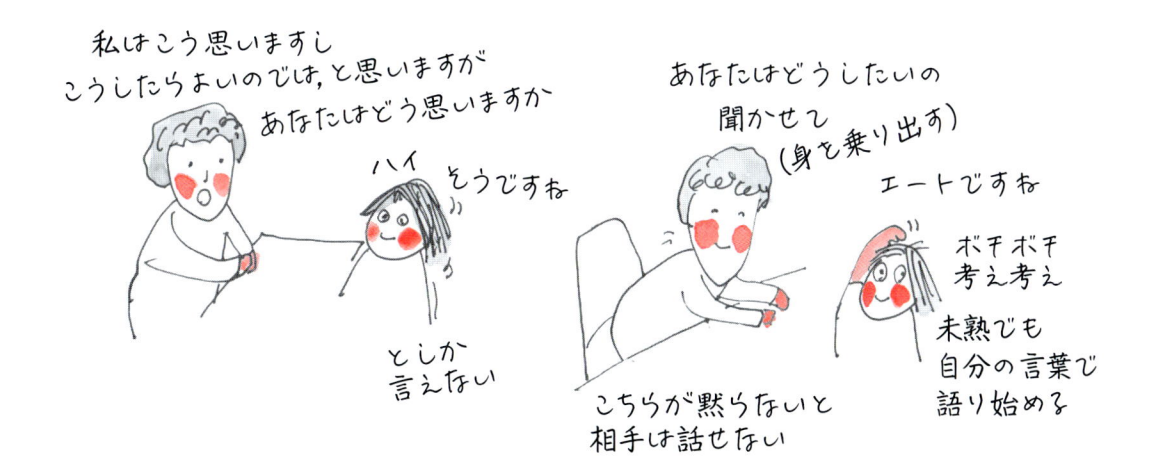

第3章 カンファレンスの運営

❹意見や判断を求める

「この問題はどの程度,重要ですか」

「原因は何だと思われますか」

「これらのアイデアのなかであなたならどれを採用しますか」

「あなたの経験からは,どう判断されますか」

「この方法で実際にやれますか」

「ドクターの方針とくい違っていませんか」

❺誘導質問をしない

質問のなかに司会者の意見や求める答えを入れないこと。次のような質問では,わざわざカンファレンスをしてメンバーの意見を聞く必要はない。イエス,ノーで答えられる質問も誘導質問としてよく見られるので気をつけよう。

「この患者さんにこうしてあげたらいいと思うのですが,どうでしょう」

「このやり方ではうまくいかないと思われますが,どうしますか」

「私としてはこうしたらいいと考えていますが,皆さんはどう思われますか」

❻メンバーからの質問を活用

メンバーから質問が出たら,あわてて答えずに活用することを考える。質問に

【ブレーンストーミング　brain storming】

　1938年頃,A. F. オズボーンにより考案された,アイデアを生み出す技法。頭脳(ブレーン)に嵐(ストーム)を起こし,参加者がイマジネーションを豊かにし,アイデアを出し合うことから,当初はブレーンストーミング会議と呼ばれていた。現在ではブレーンストーミングと呼ばれ,アイデア開発だけでなく,広く集団思考の技法として使われるようになった。

　アイデアを募りたいときに最適だが,自由討論がこの精神で行われたとき,その効果が高いものになる場合が多い。

　グループで行うときは,字を書くのが早い人が,ホワイトボードに出てきたアイデアをどんどん書き出していく。アイデアが視覚化され,さらに刺激されることがある。行きづまったら,記録者が初めから読み上げると次が出やすい。1人で行うとき(ソロ・ブレーンストーミング)は,メモに書きながら,アイデアが止まったら初めから声に出して読み返してみると続いて出てくる。

(参考文献　アレックス・オズボーン:創造力を生かせ,豊田晃(訳),創元社,1969.)

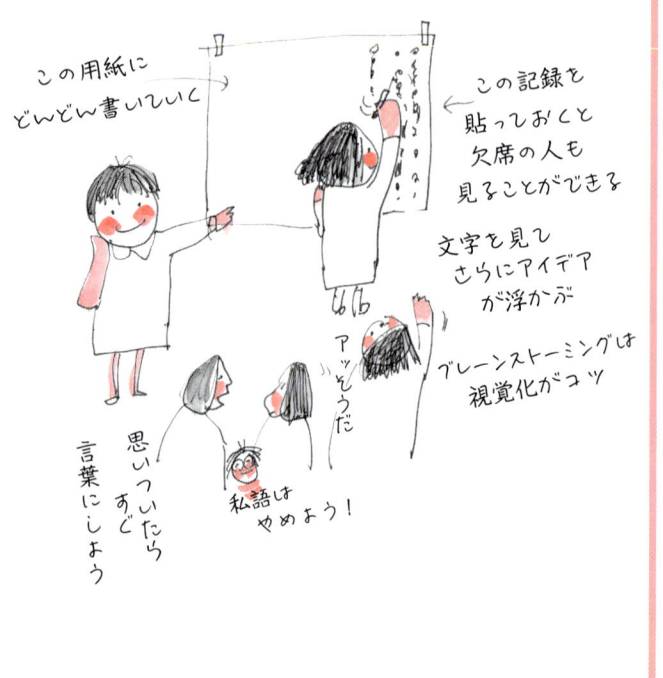

名を借りて自分の意見を言ったり，認めてほしいことを示す人もいる。

「……という点(ここまででその人の言いたいことが出ている)について，司会者はどうお考えですか」などという質問がきたら，「いい質問が出ました。皆さんはどう思われますか」と全体へ問い返すこと(リレー質問)。または，本人に「あなたならどうしますか」と逆質問(戻し質問)をするとよい。

しかし，相手の発言を確認する「いまおっしゃったことは～と受け取っていいのですか」の質問には速やかに答えてもらう。また，内容に関する質問「ADLって何の略語ですか」「どの部位ですか」などには，司会者が正確に答えるか，あるいはほかのメンバーに答えを促してほしい。

◆しゃべりすぎる人のコントロール

司会者の正面によく話すタイプの人が座ると，発言がますます多くなる傾向がある。司会者がついうなずくので，相手がしゃべりやすくなるからだ。それを意識して，座席を選んでみること。例えば，司会者の横に来てもらうと話が長くなったときに手で抑えることもできるし，時計係や記録係などの仕事をしてもらうなどコントロールしやすくなる。

長すぎる発言には「すみません。要点を話してくださいませんか」「あと30秒ぐらいで，まとめてください」などと，思い切って介入しよう。

また，最初のオリエンテーションで話し合いのルールを説明し，「1回の発言は1分を超えない程度で」とお願いしておくのも1つの方法である。そのうえで，はじめの発言者の時間をみておいて，「いまの発言は45秒でした。よい見本を示してくださいました。みなさん，この調子でお願いします」などと，フィードバックすると効果的である。

◆私語をする人への介入方法

私語をしている人には，「すみません。発言を聞いてください」「何か，わかりにくいことでもありますか」「ご意見があれば，お願いします」と介入していこう。

【アイデアを出すための4つのルール】

効果的なブレーンストーミングを行うためには，リーダーがテーマを明示し，ブレーンストーミングの進め方を説明する。全員が下記の事項を了解したうえで進めないと効果は半減する。
・出てきたアイデアを，すぐ「そんなのだめよ」などと批判しないこと。よい悪いはあとで検討することにして，とにかく出す。あいづちや「なるほど！」など，声を出し合っていくほうが出やすくなる。
・自由奔放に。現実ばなれしていても，ほんの思いつきでもよい。笑われないかなどと心配せず，ふと心をよぎったことでもすぐに言葉にするとよい。
・質より量。あれこれできるだけたくさん出し合う。
・他人の発言の尻馬に乗って「あ，そうそう，そういえば……」と刺激されたらすぐ言おう。

第3章 カンファレンスの運営

話している間，私語を交わしている2人はほかの人の意見を聞いていないし，そのため，次にその人が発言するときにピントはずれなことを言い出すかもしれない。また2人だけで話していることが，グループの役に立たないまま，2人だけのもので終るかもしれないからである。

私語はグループの障害になるので，わかりにくいことがあれば質問をして全体の場ではっきりさせることを促す。隣に向かって発言するよりは，グループに向かって発言することを意識づけていこう。そうすれば"カンファレンスの場で話す"ことが習慣化され，"下駄箱会議（カンファレンス後の帰り道で会議の二次会が始まること）"はなくなるはずだ。

◆結論に達する

討論中にタイミングよく，段階ごとにまとめながら議事を進行すると，結論を導き出しやすくなる。看護過程のステップに従って進めるとまとめやすい。時間を見計らいながら，出てきた情報をまとめることで，メンバーは話し合った事柄の確認ができる。記録者に，ポイントを読み上げてもらうのもよい。意思決定が

【下駄箱会議】

　下駄箱会議とは，会議室のなかでは討論せずに，終了後，スリッパと靴を履きかえる下駄箱の前で，会議では言えなかった話し合いを始めてしまうことである。これは，婦人会活動が活発だった時代，筆者の上司がつくった言葉だ。

　まったく発言しない多くのメンバーが帰りがけに下駄箱のところで自然に集まり，「ああ言うけれど，ムリよね」「そう，そう！こうしないと……」など反論や新しい意見が出てくることがあった。

　下駄箱は設備として減りつつあるが，下駄箱会議はいまなお起きている。現在ならさしずめロッカールーム会議だろうか。この自然発生的な会議は，司会者が自分の思う方向に一方的に導いたり，強い意見の特定の参加者に遠慮して意見が言えなかったときなどに起こる。なぜなら，意見のない人はいないからだ。ただその場で言わないだけなのである。

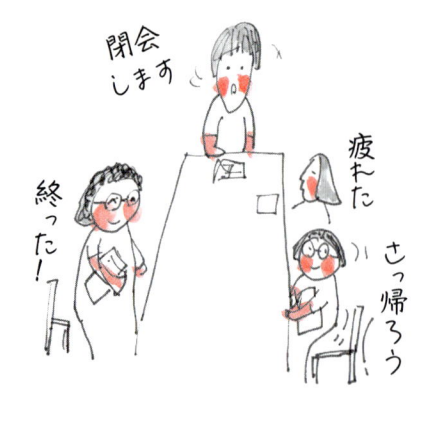

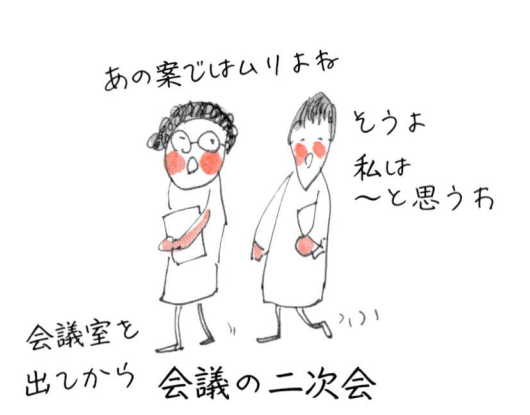

必要なときは決めてから終ること。

■意思決定の4つの方法

意思決定の場面でも司会者のリーダーシップが問われる。司会者はどのような意思決定の方法を用いるか，選択しなければならない。主に，次の4つの方法がある。

❶個人の決定

リーダーや上位者，担当者が決断し，「こうしてください」「こうします」とグループに呈示する。司会者が「では，師長さんが決めてください」などと，上位者や担当者に決定を委ねる場合もある。しかし，メンバーが意思を十分出しきれていないうちに決論が出されると，押しつけられたような気分になることもある。

❷多数決

投票や挙手が多いほうに決定していく場合，採決は少数の意見が出つくしてからにすること。少数意見をしっかり聞き，違った側面からの見方として尊重して，無視はしないこと。

❸合意

最も民主的な方法。ほとんどの人が同意見であれば合意はわりに簡単にできるが，かなりはっきりした反対意見をもつ人がいると，なかなか決定しにくい。時間がかかるのが特徴。

❹全員一致

全員一致は理想だが難しい。H.P.ゼルコは「実際問題として満場一致の決定

【発言のタイムリミット】

司会者が「これで議事は終了しました」と会議の終了を告げた直後のことである。会議中にまったく発言しなかった1人の男性が「出席して発言しないのもなんですから」と前置きし，すでに討議の終わった議題に関連した発言をし始めた。「オイオイ」と言いたくなる場面だ。司会者もとなりの人と別の話をしているし，ほかの出席者も帰ろうとしている。

こういうケースは下駄箱会議とは言わない。誰も彼とディスカッションをしていないからだ。これは「発言は会議の閉会を告げられるまで(すなわち会議中)に」，という原則に反した実例である。

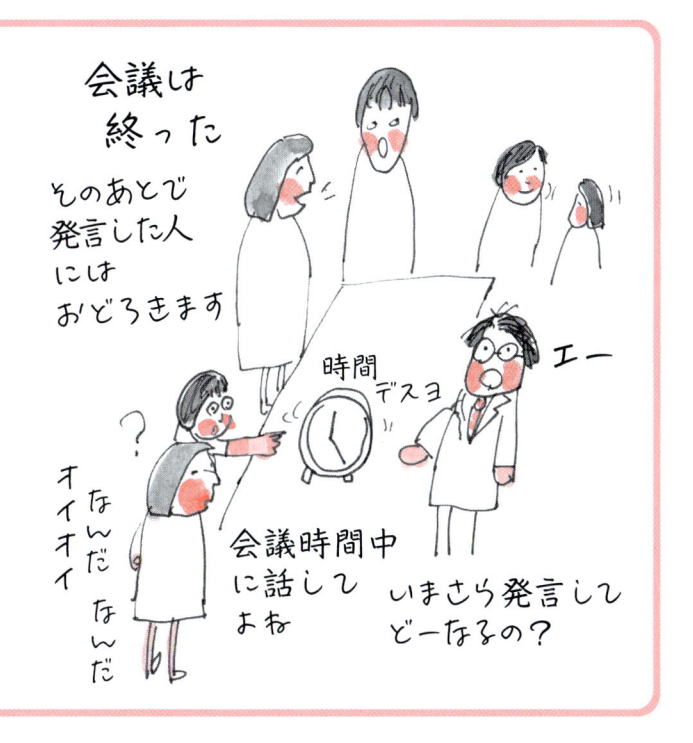

はありえない」[4]と述べている。

■**合意のコツ**

看護カンファレンスの場面では❸の合意を得ることが一番多いと思うが，合意のコツには次のようなものがあげられる。

❶個人的な利害で考えるのではなく，グループとしてのメリットや患者にとってはどうかという立場で考えること。

❷勝ち負けで考えたり，取り引きしたりしないこと。

❸立場の違う人同士が感情的になっていないかなど，場の雰囲気にも気を配ること。

❹自分の考えや気持ちは率直に述べ合うこと。意見が対立すれば当然葛藤は起こるが，この葛藤はよりよい結論を得るためのものとして受け入れること。

❺葛藤を回避して安易な妥協をするのはよくないが，何が何でもがんばる，という態度も困る。協力して折り合える点を見つけていくことが合意への道である。ここではクールな頭で論理的に考えて問題解決をめざそう。

合意に達するのには時間がかかるが，メンバーの満足度は高くなるのが普通である。しかし，全員の意見が一致したわけではないから，合意に達したあとは，全員がそれに従う努力をしなければならない。決まるまでは大いに意見をたたかわせるが，決まったら全員が従うのがルールである。「決めても守ってくれない」人がいるという場合は決定内容に問題があるか，決定のプロセスに参加していない人であることが多い。

意思決定に参加することは，グループとしての行動に同調しやすくなる効果があるため，チームとして統一のとれた看護行動を起こすときの重要なプロセスである。ただし，緊急時は瞬時に判断しなければならないので，グループ決定よりも能力のある個人の決定のほうが有効である。

「〜と決まりましたね」「この議題は次回に検討しましょう」「次のカンファレンスは，○○時にしましょう」など，確認や意思決定をすることも司会者のしなければならない仕事である。

◆**記録を確保する**

カンファレンスの場で収集，吟味，創出された情報や決定事項は必ず記録・保存され，ほかのメンバーに伝達されなければならない。

特にミニ・カンファレンスや「ちょっときて」カンファレンスでは，話し合われた内容や時間，参加者名は意識的にすぐ記録しないとつい忘れてしまう。このよ

引用・参考文献
[4] H. P. ゼルコ：会議 リーダーシップと参加のマネジメント，村上元彦（訳），p.198，日本生産性本部，1971．

うなカンファレンスの意義を認め，短時間に交換される情報をすくい上げ，情報をプールする努力をしてほしい。

忙しい病棟では，これ以上仕事が増えるのは困るという被害者意識を生まないためにも，単純で書きやすい様式がよい。話し合いを進めながら，必要なことを落とさないように誰かが用紙に直接書きとめていく。時間を節約するために清書や転記は避けたほうがよい。カンファレンスが終わったら，記録も終了できるようにしよう。

参加者が2～3人のときは別だが，司会者は記録者を兼ねないで誰かに頼むこと。記録の技術については項を改めて詳しく述べる〔→p.110〕。

◆カンファレンスの進め方を評価する

カンファレンスそのものの評価は，カンファレンス終了後のできるだけ早い機会に，次の3側面に対して行うとよい。

❶内容は専門性の高いもので，看護活動に結びつくものだったか，患者ケアや業務改善などの問題解決に成果はあったか，全体の目標の達成度はどうか，あるいはケアの質を評価するものになっていたか。議題は共通の関心事に絞られていたか。

❷メンバーはカンファレンスに集中していたか，メンバーの参加度はどうだったか，活気はあったか。

❸司会者のリーダーシップは効果的であったか。

評価の方法は，観察者(オブザーバー)をおいて参加者の行動についてフィードバックしてもらう方法，テープにとって逐語記録にし，内容を点検する方法，アンケートの実施などが考えられる。カンファレンスのふり返り討議をして，誰のどのような言動がグループの生産性に貢献したか，明らかにすることも効果があるだろう。

評価はカンファレンスを改善しようという柔軟な姿勢で行い，得た評価を次に生かすものでなくてはならない。評価の目的は，誰かを責めることではなく，行動変容をめざすことなのである。

カンファレンスの機能障害がどこで起こっているのかは，具体的な言動をチェックしていくと気づきやすい(表3-3)。それぞれの発言回数や誰から誰に発言されたかなどの観察は比較的やさしい。誰が発言しなかったか，誰の発言が多かったかなども，これによってチェックすることができる。これらはカンファレンスの現状把握の仕方である。そのうえで原因を突き止めていく。しゃべりすぎが必ずしも障害になっていないこともあるし，回数は少ないがポイントをついた発言もある。

第3章 カンファレンスの運営

表3-3 カンファレンスでの行動チェックリスト

機能	行動	言葉やはたらきかけの例
内容をよくするはたらき	❶話し合いをスタートする，新しい話題の口火を切る	「さあ，始めましょうか」「まず，自己紹介をお願いします」「今日のテーマは」「では」「さて」「ところで」「次に，Aさん，どうですか」
	❷意見・情報を求める	「この点について，いかがですか」「この点について，ご意見はありませんか」「Bさん，ほかに気になることはありませんか」「いま思っていることを言ってください」「あなたの考えていることを聞かせて」「こんなときは，いつもどうしていますか」「調べてみましたか」
	❸意見・情報を提供する	「こういう意見もありますが」「私は……こう考えます」「こんなこともありました」「こう聞きましたよ」「……という話があります」「今日の新聞によれば」「医師の意見では」「いままでこうしてみたことがあります」
	❹意見の調整・整理をする	「Cさんは……で，Dさんは……とおっしゃるのですね」「いままでこういう意見が出ました」「意見も出つくしたようですね」「なぜ，そう思ったのですか」「ちょっと待ってください」「まとめてみましょうか」「記録の方，いままで出たことを読んでみてください」
	❺討論の方向づけをし，または修正をする	「本題に戻しましょうか」「この点を考えてみましょう」「その話はあと回しにしましょう」「先ほどの話ですが」「ずれてしまいましたね」「あと，どんな議題が残っていますか」「もう1度初めから考えてみませんか」「脱線しましたね。元へ戻りましょう」
	❻結論を出す意思決定	「これでいいですか」「……に決まりました」「では，……にしましょう」「結論が出ました」「まとめてみますと……」「次回，もう1度話し合いましょう」「次の議題に移ります」「A案に決まりました」
雰囲気をよくするはたらき	❼メンバーを励まし勇気づける	「スゴイ!!」「ヘェー，たしかにね」「ウンウン」「あなたの意見，ずいぶん参考になりました」「ありがとう」「いい意見だ!!」「そのとおりですね」「それでいこう」「よいところに気がつきましたね」「それは気がつかなかったわ」
	❽自由な雰囲気を確保する	「ここでは何を言ってもいいんですよ」「遠慮しないで話し合いましょう」「ここだけの話にしよう」
	❾感情の対立を未然に防ぎ，調和を保つ	「なるほどね，賛成！」「異議なし，これでいきましょうよ。ね」「うなずき」（ウンウン，ハイハイ）「そうそう!! Eさんの意見もFさんの意見もわかるな」「どっちとも決めにくいなあ」「じゃあ，そうしよう！」「とりあえず，ダメ元でやってみませんか」
	❿一致点を見出す努力をする	「それでいいです」「その意見に賛成します」「納得できました」「OKです」，拍手
	⓫話の緊張を和らげる	笑いをさそう，体をほぐす，何かを食べる，お茶を飲む，ユーモアのある発言，窓を開ける，室温調整
	⓬メンバーを受け入れ，理解を示す	「あなたの言うこと，よくわかるわ」「そのとおりね」「ほんとね」「そりゃそうだわ」「ああ，こう言いたかったのね，わかったわ」
マイナスのはたらき	⓭非難・攻撃・感情的になる	「何言ってるの」「もう知りませんよ」，声を荒げる，「勝手にしなさい」「こうすべきなのよ」
	⓮討議の進行を妨害する	くどくど言いわけをする，でしゃばった発言，ピントはずれ，私語，雑談，脱線
	⓯依存しすぎる	「皆さんのよろしいように」，その場では発言しない，「聞かせてもらいます」，ノートばかりとっている
	⓰課題やグループから逃げている	「言っても仕方ないわ」，沈黙は金（下を向いていることが多い），言えば何かやらされる，よそ見
	⓱ひとりよがり・目立つために発言する	話の腰を折る，ことさら大げさな表現，誰かを意識して話す
	⓲集団の努力の足を引っぱる	「早く終ろうよ」，あくびをする，内職をしたり落書きして遊ぶ，責任転嫁する，「ハイハイハイ」（面倒だという口ぶり）

カンファレンスの進め方を評価するために，例えば司会者の役割について，演習で話し合ってみよう。

演習6　司会者の役割をふり返る

あなたが司会者になったとき，どんなことに気を配っていますか。司会者の役割とは何かについて話し合ってください。時間は15分(または20分)です。テーマはこれ以外のものでも構いません。

続いて，演習6について，行動チェックリスト(表3-3)を使って演習7でふり返ってみよう。

演習7　行動をチェックしてみる

いまの15分(または20分)のカンファレンスで，誰が，どのような言葉を使い行動をしていましたか。カンファレンスでの行動チェックリストを使ってチェックしてみてください(○印をつけてもよいし，行動した人の名前を記入してもよい)。

この演習をすると，司会者のリーダーシップや，メンバーの参加が積極的であったかどうかを評価することができる。リーダーシップを発揮するには，行動チェックリストの❶〜⓬の言動をしっかりと行い，⓭〜⓲の言動がメンバーに見られたらコントロールしたり，注意を与えることである。

■カンファレンスの評価―チェックポイント

カンファレンスを評価するとき，以下のチェックポイントを確認しよう。

❶カンファレンスのねらいは達成されたか。
❷議題は適切だったか。メンバーは関心をもったか。カンファレンス以外の方法ですむことがカンファレンスに取り上げられていなかったか。
❸司会者，メンバー双方が十分準備をしていたか。
❹お互いが聞き合っていたか。
❺意見を述べ合えたか。言うべき人が発言していたか。
❻結論は満足すべきものだったか。
❼必要な資料は準備され，活用されたか。
❽資料を配るタイミングはよかったか。
❾メンバーは議題に集中できたか。
❿時間は有効に使えたか。

❶記録は適切か。不参加者も読めばわかる記録になっているか。
⓬司会者は役割を果たしたか。
⓭場所は適切だったか。患者のプライバシーは守られていたか。
⓮新しい情報や知識が得られたか。
⓯雰囲気は受容的，許容的で温かさが感じられたか。
⓰気兼ねや緊張を強いる場面はなかったか。
⓱時間は短く感じられたか。
⓲充実し，参加してよかったと感じるか。
⓳雰囲気を盛り上げる人がいたか。
⓴お互いに助け合っていたか。
㉑対立があったとき，その葛藤を乗り越えられたか。
㉒感情的なしこりは残っていないか。
㉓参加者は動機づけられたか。
㉔議題提出者や参加者の満足度はどうか。

記録の技術

◆記録の仕方

　記録は，①負担にならない方法で，②伝達されやすく，③読みやすくて活用されやすいものでなければならない。

■カンファレンスの記録をするときは

❶記録者は速記者ではない。発言者のナマの言葉を残しながら，話のポイントをつかんで書く。
❷1つの発言のなかに1つはポイントがある。もし1つの発言にいくつもポイントがあれば，1) ……，2) ……というように箇条書きにすればよい。1分間に1項目ぐらいのペースで。
❸課題，話された主な内容，決定事項，対立意見も書きとめる。意見の違いをはっきり書いておく。また，意見と情報は違うので区別する。
❹そのときの感情や雰囲気を書き残したほうがよいこともある。
❺不参加者があとで読んでもわかるように，主語，述語が抜けていないかを注意する。
❻図や数字も活用する。
❼略号は大いに使うとよい。
❽まとめすぎるとわからなくなるから，適度に具体的に書く。
❾わかりにくい発言のときは，「もう1度，言ってください」「……と書いておいていいですか」などと確認する。
❿話し合いの途中や終了時などに，司会者の求めに応じていつでも読み上げられ

るようにしておく。記録者から，「いままでのところを読んでみましょうか」と提案するのもよい。不足なところや不適切な表現，取り違えなどがないか，メンバーの確認をとること。

❶ 記録は「話し合いとともに始まり，話し合いが終われば記録も終了」。あとで清書などをしないで，その場で記録する習慣をつけよう。

記録を活用するためにはどこに保管しておくと一番よいのか，工夫が必要である。しばらく勤務していなかったメンバーが，カンファレンス記録を読んで病棟の動きや思考の流れをつかめるようになれば，よい活用といえよう。

◆ "ポイントを書く"とは

ある人が「うちではカンファレンスがやれてないのよ」と発言したとしよう。これだけでわかったような気分になって，「カンファレンスがやれてない」などと書いては困るのである。そんなときは，誰かが「どんな状況ですか」「もう少し具体的に話してください」と聞いてほしい。

逆に「毎日，やれてない」「決めているのに皆が集まらなくてやれない」「時間が来れば集まっているけど，内容の充実したカンファレンスになっていない」などの具体的な発言があるときに，「カンファレンスがやれてない」程度の記録では不

【まとめすぎてわからない】

　福沢諭吉の著した『学問のすゝめ』という本がある。この本は，明治5年から9年にかけて出版された。このわかりやすく明治時代としてはしゃれたせっかくのタイトルを，『勧学篇』とわざわざ直して写本した人がいたそうだ。これなどは，まとめすぎて，元のよさがなくなってしまった好例であろう。
　この『学問のすゝめ』を校訂した土橋俊一氏は，福沢諭吉がいかに文章を読みやすくし，自らの言葉でいかに平易に国民に語りかけようとしたか，と指摘している。
(参考文献　福沢諭吉：学問のすゝめ，土橋俊一(校訂，校注)，講談社文庫，1972.)

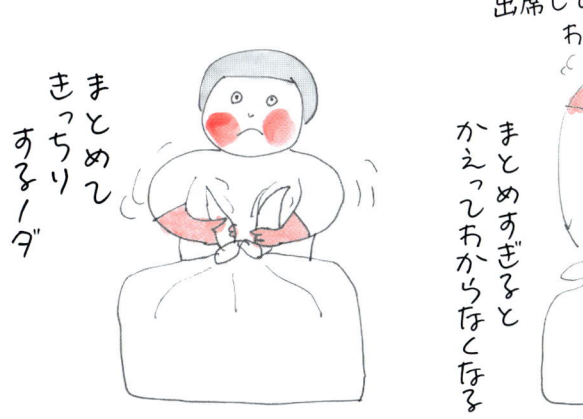

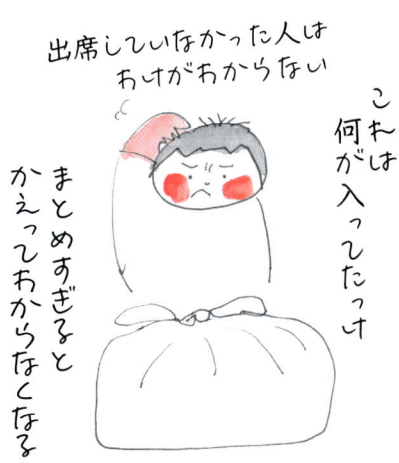

第3章 カンファレンスの運営

十分なのである。

◆どこに記録するか

カンファレンス記録用のノートや用紙を使うと，どの患者がどのように取り上げられたかがわかりやすい。個々のカルテにカンファレンス内容を記録する方法も悪くはない。しかし，追加情報を記入するわけだから，記入ルール（青字で記入するなど）を決め，メンバーが必ず読むよう徹底する必要がある。

電子カルテを使用している場合も，カンファレンス記録用紙を使って話し合い，その日の受け持ちナースが責任をもって必要情報をパソコンに入力するなど，ルールを決めておくとよい。

記録はどのようなやり方でもよいし，使用しながら工夫，改善していけばよい。カンファレンスの場にいなかった人の役に立つという点を押さえて記録の仕方，使用ルールを決めていこう。

運営の実際―忙しい，参加者が集まりにくい病棟での工夫

◆申し送りを問題解決の場に

「急性期病院などでの平均在院日数が急激に短縮していく現状では，カンファレンスの1つである申し送りは，情報共有型と問題解決型を統合して運営していかなければ実際に活用できる内容には展開できない。その日受け持つ患者のデータを，送り手から一方的に伝えられるのを待っていたのでは間に合わない」[5]と西元（固定チームナーシング研究所所長）は言う。

申し送り中に情報収集はできても，問題解決までにたどり着かないのでは困る。

「その日に担当する患者や業務に関する必要な情報を申し送り前に収集して，確認事項や疑問点を明確にして申し送りに参加すれば，勤務交替のスタートする時点には自分の行動計画が立てられる。行動計画ができないと，応援を要請することも仲間の応援をする余裕もなく，チーム活動に必須の応援体制づくりがうまくいかない」[5]。

申し送りを情報収集と伝達に焦点を当てたカンファレンスの一種と考え，送り手が一方的にあれもこれもと伝えるのはムダが多い。受け手は本当に必要とする情報を求め，自分の勤務に困らないように主体的にかかわっていくことが大切だ。特に送り手が未熟なときは意識して相手から情報を引き出そう。聞いていなかった，知らなかったがミスにつながる可能性もある。

このようなときに優先して共有したい情報として西元は，「①24時間以内の入

引用・参考文献
5) 西元勝子・杉野元子：固定チームナーシング 責任と継続性のある看護のために 第3版，pp.114～115，医学書院，2012.

退院，手術，分娩，検査患者の年齢・性別・病室，②不穏患者，③言語コミュニケーション障害者，④転倒・転落リスク患者，⑤酸素療法・頻回の気道浄化の必要な患者，など」[5]をあげている。

◆業務調整カンファレンスを定例化する

　業務調整カンファレンスはチーム内で，あるいはチーム間で助け合って時間内に業務遂行するために不可欠である。各勤務帯で業務スタート時に行う。

　申し送りのあとすぐに10〜15分というように定例化して基準・手順を整備しておくと継続しやすい。

　リーダーが今日の行動計画を話し（例えば3分），メンバーが自分のケア計画や応援してほしいことなどを話す（8分），最終的な調整をし，合意し確認する（4分）で15分を使う方法もある。

　限られた時間で効果的な業務調整カンファレンスを行うためには，業務全体が一覧できる統合されたもの（チームワークシートや業務分担表）がツールになる。パッと見て，どんな業務があり，誰が分担するか見えていないと話し合いがしにくい。電子カルテで患者ごとに出てくるものより，一覧になったものがよい。決められている業務分担は，メンバーに了解されたか，応援はいらないか，緊急入院があったとき，誰がこの新しく発生する業務を担当するかなど，起こりうることを予測して前もって決めておくことも必要である。

◆ケーススタディ的なカンファレンスはじっくりと

　ケーススタディ的なカンファレンス（ケースカンファレンス）は，月1回などと定例化しておくか，必要に応じて師長・主任などのリーダーが招集する。これはカルテや記録，文献を持ち寄って検討するなど，時間にも余裕をもち，じっくり腰を落ち着けて取り組みたい。

　日々の患者の看護をどう進めていくかの知恵と情報を交換するためには，忙しいからと流れてしまうパターンをどこかで切りかえなければならない。忙しいからこそ，お互いが困らないで動けるように，ムダな動きや的はずれな看護にならないために，有意義なカンファレンスが確立されなければならない。そのためには，単に患者理解に終るのでなく，メンバーの合意が得られ，意思決定を含め看護行動につながる内容になることが大切である。

　ケースカンファレンスでは，①情報の収集・処理，②問題の発見・原因追求・解決策検討・計画決定，③運用・実施，④評価・修正・新しい問題発見，というプロセスを限られた時間のなかで押さえていく（表3-4）。これらのプロセスを看護行動につなげていくためには，情報の質と推論していく能力が決め手となる。

　他方，日々の看護実践のなかで行う，特定の患者の計画修正や評価のためのケースカンファレンスは，毎日15〜20分でもよいので時間を確保して実施していきたい。15分間でも議題を絞って話し合うと，計画の修正も可能である。毎日続けることでカンファレンスを運営する力もつき，慣れてくると，この15分

第3章 カンファレンスの運営

表3-4 ケースカンファレンスの進め方

1	この患者を取り上げて何を話し合いたいのか。カンファレンスの目的・ゴールをはっきりさせておく。パッと見て読みやすい資料も準備する。
2	患者の全体像を把握する。
3	このケースの主な問題は何か。
4	さらに必要な情報は何か。
5	原因と考えられるものは何か。
6	何からどのように進めていくか。解決策のアイデアをたくさん求める。
7	原因を解決するか、新たな問題を生まないかをアイデア1つひとつについてチェックする。
8	どれを実践するか、アイデアを選ぶ。
9	誰が、いつ、何を、どうする、という具体的な計画を立てる。
10	師長、主任、ベテランナースの経験知、暗黙知を活用する。
11	必要ならば、技術の伝達も実践してみる。

がないと困る、という状況になってくる。

◆もっと気軽に、「ちょっときて」カンファレンス

　もう1つの方法は、「ちょっときて」と気軽にカンファレンスを開くことである〔→p.90〕。この方法は道具箱会議 toolbox meeting と呼ぶこともできる。問題が起こったその時々に、大工さんたちが道具箱の上に座って道端で打ち合せをするような調子で開けばよい。

　「ちょっと相談にのって」と5分集まる。「先生、お知恵を貸して」と呼びかけて3分集まり、医師に看護からの情報を提供しておくのもよい。「ちょっとこれ一緒に確認して」というときは「○○と確認」と記録しておくとよい。

事例7 済生会江津総合病院（島根県）の「ちょっときて」カンファレンス

　5階西病棟では「ナースが2人いたら、ちょこっとカンファレンスする」という。「内容はカルテに記載し、皆の目につくように看護記録の上に付箋を貼り、

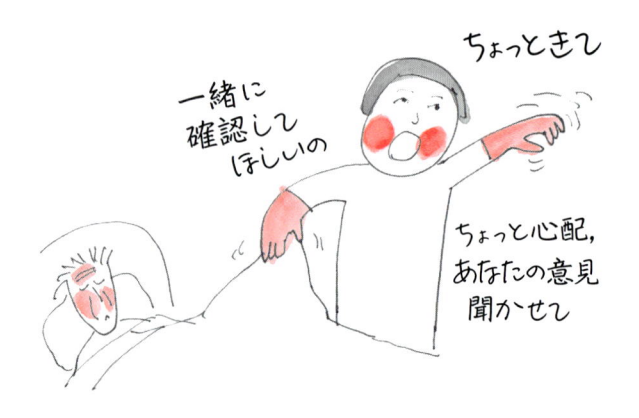

受け持ちナースが皆の目にとまったと判断したところで付箋を除去する」というルールを決めている。「ちょっときて」カンファレンスは有効だが，記録に残りにくいという欠点がある。話し合った内容を広く伝達するために，このような工夫は大切だ。

　2～3人と人数が少ないときは，たしかに情報の絶対量が少なくなる可能性はあるが，こまめに集まれて小まわりが利く点は強みである。カンファレンスのスタイルにとらわれず，必要に応じて話したいときに集中して話し合うので，実質的なコミュニケーションの場となるだろう。短いカンファレンスを各勤務帯で何度も開いてつないでいくのも看護実践に有効だ。

　いずれの場合も，ポイントは記録と検討内容の周知徹底にある。少人数ながらよい情報が飛び交っているのだから，そのまま宙に消えてしまったらもったいない。メモ程度でもよいから，形に残すこと。伝達のために特殊なシグナルを決めている病棟もある。

道具箱会議　toolbox meeting

　昔，大工さんたちは工具を入れた木箱を肩に作業現場に到着すると，その箱に腰掛けて作業の打ち合わせをした。このイメージから名づけられたのが道具箱会議である。最近は道具箱会議といってもイメージしにくいので，筆者は「ちょっときて」カンファレンスと呼んでいる。

　アメリカでもこれとよく似た tail gate meeting という言葉がある。トラックのテイルゲートからこの名前がつけられた。荷台部分で作業員がミーティングを行い，終ると作業にかかる。何かが起こると，また荷台に乗り込んで話し合う。

　会議室はなくても会議ができる。これは各国共通なのである。

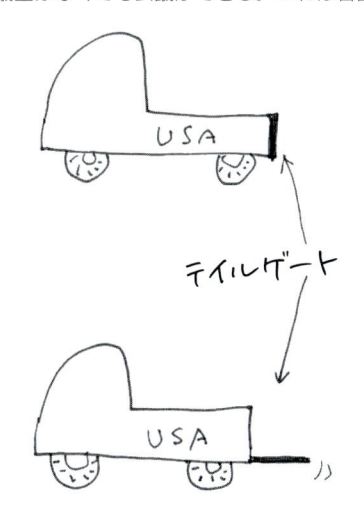

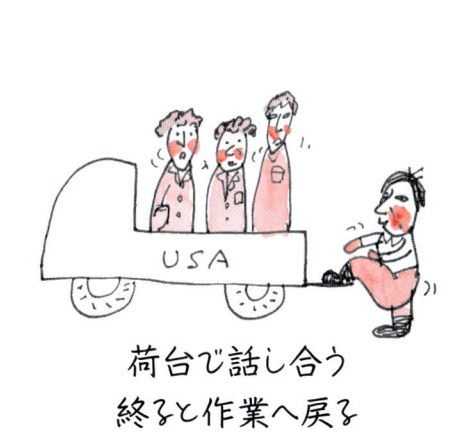

第3章 カンファレンスの運営

◆できることから始めよう

　カンファレンスが確立しにくい，人が少ないなどと嘆いているより，できることから始めよう。その日のリーダーや師長・主任がメンバーの1人と1対1で話し合ってもよい。1回でも多くコミュニケーションの場をもつことが，カンファレンスを身近なものにしていく。必要なときに集まれる人と，または医師や家族，患者自身など関係のある人と気軽に話し合うことも，できることから始められることの1つだろう。

　あなたがチームリーダーであるなら，チャンスを逃さず始めよう。何のために話し合うのかをはっきりさせ，話し合った成果をどこに記録するかを考えよう。

タイムライン　time line

　タイムラインは，1本の線を引くことから始める。1本の線が表すのは時間軸。この線に沿って，例えば一人の患者の入院前の暮らしや現在の病状，ケア内容，その時々にカンファレンスで出された意見などを記入していく。順序立てて書かなくても OK。ポイントはシンプルに書くこと。

　タイムラインは1つのテーマについて重ねてきたカンファレンスの内容について，ざっくりと全体像を把握しておきたい時だけでなく，そのつど事例の経過を見たり，振り返りをする時などにも役に立つ。他職種の人の意見も付せんに書いて貼ってもらえば，他部署との情報の共有にも一役買う。

　このようにカンファレンスを可視化することで，ビジュアル・ミーティングの実践になる。他職種カンファレンスにも役に立つ。

タイムラインを使ったビジュアル・ミーティング
話し合いのポイント例 ── あなたなら，どんなことを話し合いたいですか？

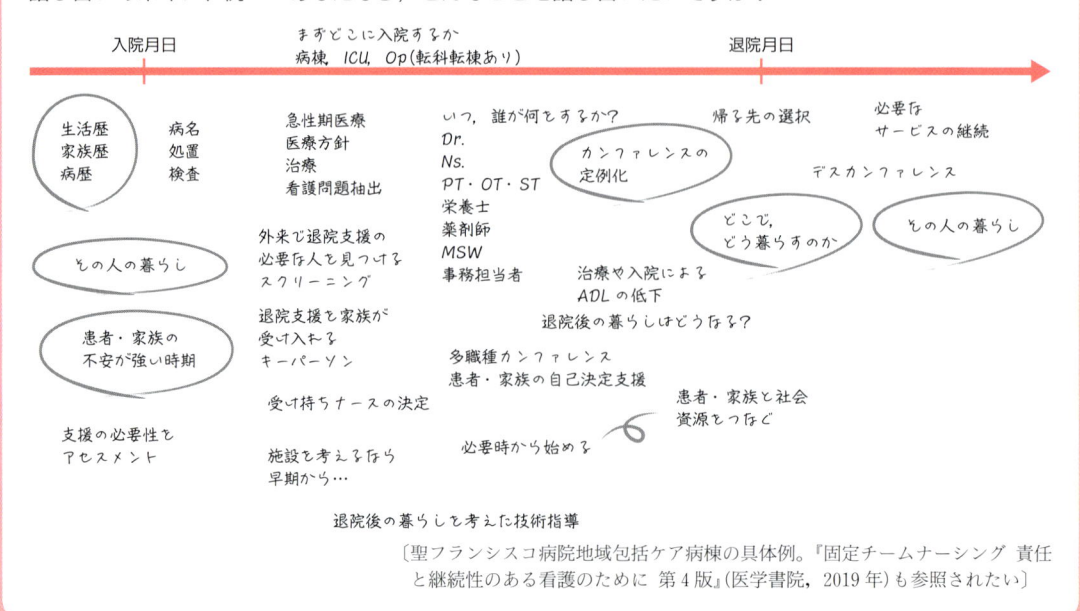

〔聖フランシスコ病院地域包括ケア病棟の具体例。『固定チームナーシング 責任と継続性のある看護のために 第4版』（医学書院，2019年）も参照されたい〕

第4章 カンファレンスの選択

「カンファレンスがうまくいかない」という声を耳にする。しかし，よく聞いてみると「結構やれているんじゃないの」と言いたくなることが多い。

漠然と「うまくいかない」という表現を避け，その原因を特定して検討してほしい。

❶ 誰（参加者の性格，コミュニケーションのクセ，キャリア，立場や役割，各メンバーの組み合わせ，認知スタイルなど）
❷ いつ（時間の長短，余裕のあるとき，ないとき）
❸ 議題（大きすぎなかったか，共通に関心のあることだったか）
❹ 司会者の行動（目的や議題の提示，時間管理，発問の仕方，意思決定，メンバーへの介入やかかわり方など）
❺ 参加者の行動（準備はOKだったか，司会者やメンバー同士の協力の仕方など）

カンファレンスの時間が決められていても集まりが悪いなら，その原因を考えて問題解決することが必要だ。

内容が満足レベルに達していないなら，やはりその原因を考えてみるしかない。受け持ち患者の情報は十分だったのか，全体像はとらえられているのか，疾患など必要な知識をもち合わせていたのか，1回1回メンバーの顔ぶれによっても成果が違ってくる。だから一口に「カンファレンスがうまくいかない」という言い方は避けてほしい。

できるとき，できる方法で1回でも多くやり続けてケアの質を上げたとき，達成感，満足感が得られる。ちょっとしたカンファレンスでケアが改善されれば，そのカンファレンスには大きな意味があったということだ。カンファレンスという道具を上手に使えたのだ。もっと自信をもってほしい。

同時に，「カンファレンスがうまくいかない」ということは，単にカンファレンスを行うことだけではなく，カンファレンスの質が問われるようになったことを示している。

本章では，カンファレンスの質を高めるために，さまざまな施設で実践されているカンファレンスの例を見ていこう。しかし，これらはあくまでも「例」。これらの例を自分たちにそのまま当てはめようとするのではなく，それぞれの施設に応じたカンファレンスの取り入れ方，進め方を試行錯誤してほしい。

第4章 カンファレンスの選択

目的に合ったカンファレンスの方法を選ぶ

　部署の特性の違いによってカンファレンスの目的をはっきりさせ，それぞれのやり方でカンファレンスを進める。ICUやほとんどが手術患者である外科，整形外科病棟の場合は，ベッドサイドカンファレンス，ウォーキングカンファレンスが適しているだろう。クリティカルパス対応の患者の多い部署と療養型や回復期リハ病棟では，方法も参加者の選択も変わってくるのは当然である。

　また，日々のチームメンバーがどのようにして必要な情報を収集するのかと

電子カルテ時代のカンファレンス

　沖縄県宮古島にあるドクターゴン診療所は，地域に密着した外来診療と訪問診療をしている小さな診療所である。

　訪問診療，訪問看護，訪問リハビリに出かけるときは，各自がノートパソコンを持参する。訪問先の患者のそばでそれぞれの情報を入力して，携帯電話回線を使い診療所のサーバーに送信する。どこでも他職種の情報が読めるのは当然だが，日々の経過が1枚の画面で，レセプトまでも見ることができる点が優れている。その日の患者のバイタルサイン，処置や投薬，ケア，リハビリの状況が一覧できる。

　夕方5時から各職種がカンファレンス室に集まって，この画面をプロジェクターで大写しにしてカンファレンスを行う。もちろん，訪問看護記録やアナムネ，看護計画など別な画面を見ながら討論をすることもできる。

　このカンファレンスでは，情報共有が容易で計画修正もすぐ入力でき，医師からの助言ももらえる。それぞれの立場からの発言でチーム医療の強みが出てくる。「カルテや一覧情報のなかにはない，家族からちょっと聞いたことや出てくる臨床の知が言葉になるので，新しい視点が得られる」とは，ナースの西山紀代子さんの話。

　それまで訪問したことのない患者でも，電子カルテによって患者の全体像が見え，イメージできる。夜間待機のときも日々のカンファレンスで患者の話をしているので不安がないという。

（参考文献　泰川恵吾：日本でいちばん幸せな医療，小学館，2004.）

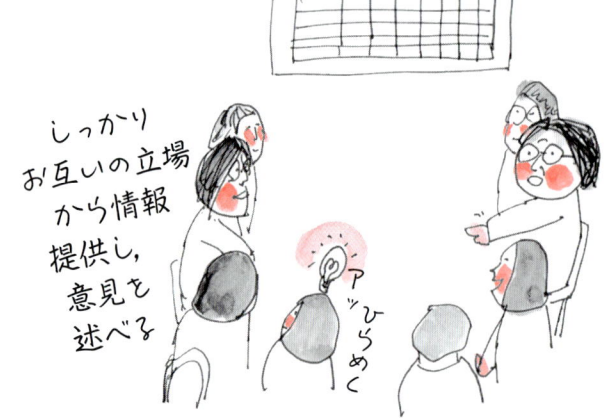

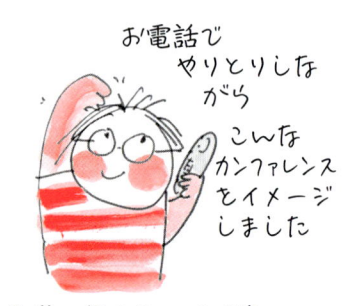

いったことも，どんなカンファレンスを選択するかの判断材料になる。キャリアの差もあるから，申し送りが効果的なところもあるし，申し送りをやめてその時間をケアに使い，そのときにウォーキングカンファレンスをするのが適している病棟もある。

多忙な病棟ほど，勤務スタート時に行う毎日15分ぐらいの短いカンファレンスをおすすめしたい。なぜなら，「午後1時半から」などと時間を決めても，仕事が始まるとなかなか集まりにくいからだ。また朝の勤務開始時に，応援の依頼や確認をする業務調整カンファレンスは欠かせないだろう。

療養タイプの部署ではケアマネジャーや栄養士，理学療法士など他職種との合同カンファレンスの必要度が高い。入院時からゴール(自宅か施設か)を見すえたカンファレンスを継続する必要がある。社会資源の活用が必要な患者が多い場合は，家族を含めて何度もカンファレンスを重ね，家族の動機づけをしていく。

時間を決めても，目の前の処置や介助に追われてカンファレンスの席につけない，と嘆いているのであれば「ちょっときて」カンファレンスをおすすめしたい。

さて，自分たちに適したカンファレンスはどれだろう。実際に行われている例を見ていこう(なお，ウォーキングカンファレンスについてはp.35を参照)。

看護チームの特性によって違うカンファレンスのもち方

鹿児島県立大島病院(以下，大島病院；350床)は固定チームナーシングで看護を提供している。カンファレンスを日常業務に組み入れ，有効な道具として使っている好例として，5階東病棟カンファレンスの形式をいくつか紹介したい(情報提供：屋ます江師長)。

◆患者の特性に応じてカンファレンスを組み入れる

5階東病棟(脳外科・耳鼻科；40床，ナース23名，助手2名)では，患者の看護問題を念頭においたチーム分けをしていて，3チームの患者特性がはっきりしている(表4-1)。Aチームは急性期・術前術後の患者，脳外科疾患の患者がメイン(7床)。Bチームは亜急性期病床14床，経過が長くリハビリテーションを要する患者を対象にしている。Cチームはセルフケア可の患者，耳鼻科疾患の患者が多い。カンファレンスも3チームそれぞれのやり方で進めている。

患者の特性とめざすゴールが明確であれば，カンファレンスの目的やパターンも明確にしやすい。

亜急性期を担当しているBチームが年間活動の1つとして，亜急性期病室入室患者全員に同じ方法で，在宅支援に向けてのカンファレンスを計画的に実施している。実践する際の進め方のパターン(図4-1)を決め，全患者に入院から退院までの間に必ず最低3回，カンファレンスを行っている。

また，以前は，すべてのチームが全体の申し送りの前に，ウォーキングカンファレンスを実施していた。患者のベッドサイドで，情報交換や指示確認などの

第4章 カンファレンスの選択

表4-1 各チームの患者特性

	患者数	特徴
Aチーム	7名	脳外科急性期患者，術前術後患者，重症患者
Bチーム	14名	急性期を脱した亜急性期患者，化学療法を受ける患者，局部麻酔術前後の患者
Cチーム	19名	化学療法を受ける患者，ターミナル期の患者，耳鼻科術前後の患者，回復期の患者

図4-1 在宅支援に向けたカンファレンスのパターン

〈退院までの流れ〉

症状が安定してきた時点で退院についての希望を確認
必要であれば介護申請，身体障害者の手続きについての説明

亜急性期病室入室決定は医師
↓
亜急性期入室対象者と家族へ，医師・師長から亜急性病室について説明し同意を得る（説明書を渡す）
↓
必要な情報（退院後の方向性，介護申請の有無など）を所定の用紙に記入してもらう（受け持ち看護師が行う）
↓
カンファレンス①　（入室前または入室時）
情報に基づき自宅退院に向けて社会資源の検索など情報収集する。
参加者：患者，家族と受け持ち看護師，必要時に師長
↓
カンファレンス②　（受け持ち看護師が参加者へ連絡し実施日を決める）
介護認定が決定し，ケアマネジャーが決まった時点で合同カンファレンスをする。
参加者：患者，家族・キーパーソン，医師，理学療法士，受け持ち看護師，ケアマネジャー，師長
↓
カンファレンス③
退院の準備と退院方法の確認カンファレンス
参加者：患者，家族，受け持ち看護師，必要に応じて医師，師長
↓
退院

　申し送りを行うことで，情報交換や指示受けなどが早い時期にできていた。

　しかし，B・Cチームでは，患者の前で情報交換することについてプライバシーの問題が指摘されていた。また，ウォーキングカンファレンスの時間が長引くことで，そのあとの全体申し送りに間に合わなくなるという問題も生じていた。情報を送る側は，多くの情報を伝えようとするあまり，過去の情報にさかのぼったり，苦労話に話がそれたりすることがある。そのためにケアの開始時間が遅れたり，環境整備に時間がとれなくなるということが起こりがちである。

　そこで，それぞれのチームの特殊性を生かした方法でチームごとの申し送りを実施することとした。Aチームは，従来のウォーキングカンファレンスを申し送りとし，Bチームはチームでの申し送り廃止，Cチームは耳鼻科患者処置のと

きに医師と日勤ナースで情報交換をすることにした(表4-2)。

◆ベッドサイドで患者の状態把握とアセスメントを行う

　5階東病棟Aチームは，急性期・術前術後の患者を担当している。意識レベルの低い患者が多く，患者の協力を得て痛みやニーズを把握することは難しい。2人以上のナースが，ベッドサイドで確かめていくしかない。誰かが患者の代弁者になる必要がある。

　そこで医師の回診の前後にカンファレンスを組み込むのではなく，いっそ「医師の回診に同行してウォーキングカンファレンスをしよう」と考えたのが，屋師

表4-2　チームの特性に応じたカンファレンスの組み入れ方

時間	導入前	導入後		
		Aチーム	Bチーム	Cチーム
8:00	・情報収集	・情報収集	・情報収集	・耳鼻科患者処置のときに耳鼻科医師と情報交換(参加者：必要時，A・Bチームの耳鼻科患者の受け持ちナース)
8:15	・ウォーキングカンファレンス(参加者：脳外科医師，深夜勤務・日勤ナース)			
8:30	・全体申し送り	・全体申し送り	・全体申し送り	・全体申し送り
8:40	・チームごとに申し送り	・ウォーキングカンファレンス(患者7名，参加者：深夜勤務・日勤ナース，師長，必要時に医師)	・基本的にはチームごとの申し送りを廃止し，直接ケアへ ・必要に応じて短いカンファレンス	・変化のあったことのみ申し送る(5分)
16:30	・全体申し送り	・全体申し送り	・全体申し送り	・全体申し送り
16:35	・チームごとに申し送り	・ウォーキングカンファレンス(参加者：日勤・準夜勤務ナース)	・チームで申し送り	・チームで申し送り
0:30	・全体申し送り ・チームごとに申し送り	・全体申し送り ・ウォーキングカンファレンス(参加者：準夜勤務・深夜勤務ナース)	・全体申し送り ・チームで申し送り	・全体申し送り ・チームで申し送り

第4章 カンファレンスの選択

長である。脳外科の医師の回診に，師長，Aチームの深夜勤ナース，今日の受け持ちナース，Aチームの日勤ナースが同行し，患者のベッドサイドでカンファレンスを行うようになった。

この経験から多くを学んだので，現在はこの回診に同行するカンファレンスを応用し，ナースのみでウォーキングカンファレンスを行っている。屋師長からこの成果を聞いていた筆者(杉野)はこのカンファレンスを観察させてもらった。

❶ さあ，患者さんのベッドサイドへ

早めに出勤した人たちがナースステーションでそれぞれの仕事をしていた。全体の申し送りのあと，8：40になるとAチームの3人が病室へ移動。

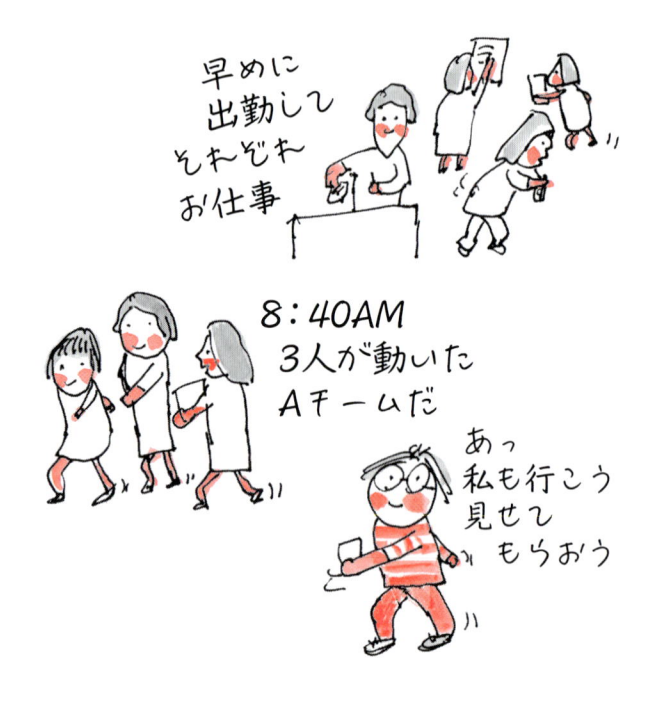

❷ 観察室にてあいさつ

意思疎通不能な患者Aさんに対し，3人が名前を呼びかけながら朝のあいさつ。「おはようございます，Aさん」。

❸ Aさんのケアをしつつ，短い話し合い

　深夜勤ナースの情報提供，確認程度の簡単な話し合いをしつつ，シーツを伸ばしたり，上掛けをめくって身体を観察したり。

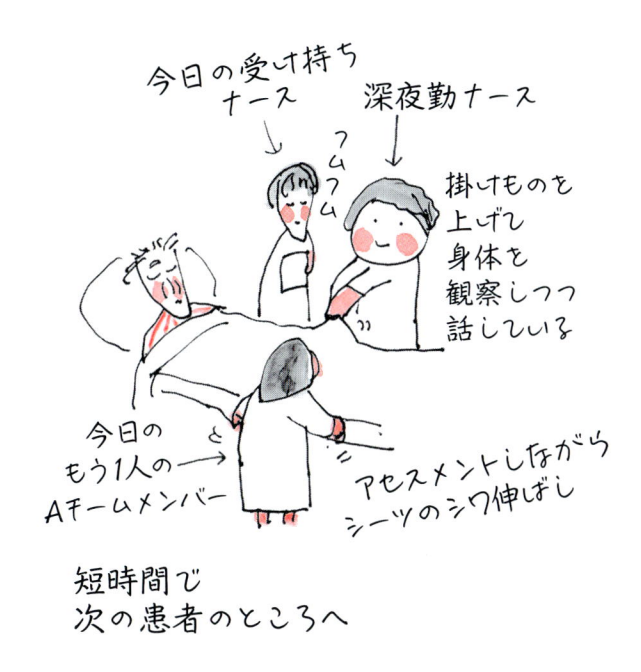

❹ となりのBさんのベッドサイドへ行ったところで，突然の停電！

　1人のナースが，AさんとBさんに声をかける。「大丈夫，すぐに明るくなりますよ」。

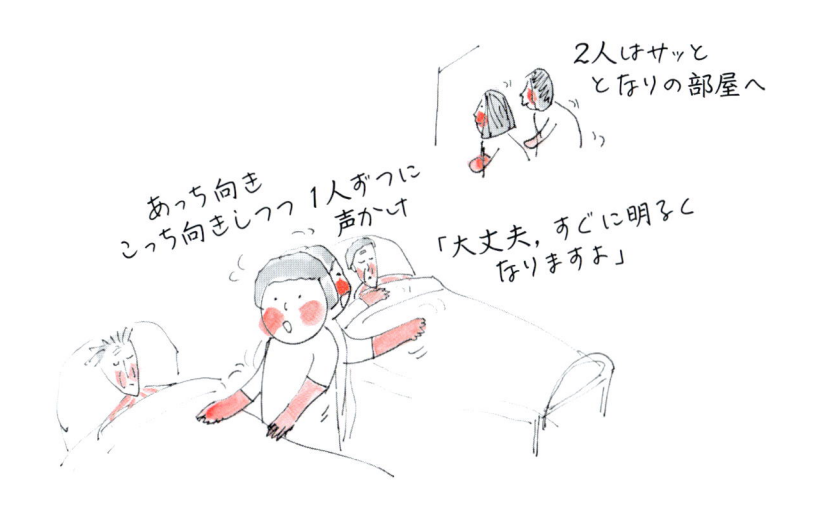

❺ その頃，ほかの2人のナースはサッととなりの部屋へ

　人工呼吸器を装着した患者に対応するのだろう。残った1人が「病院には予備の電源があるから安心してくださいね」と声かけ。すぐに電気がついた！

第4章 カンファレンスの選択

人工呼吸器装着の患者のところへ行くナース

予備の電源があるから安心してくださいね

❻次の病室へ

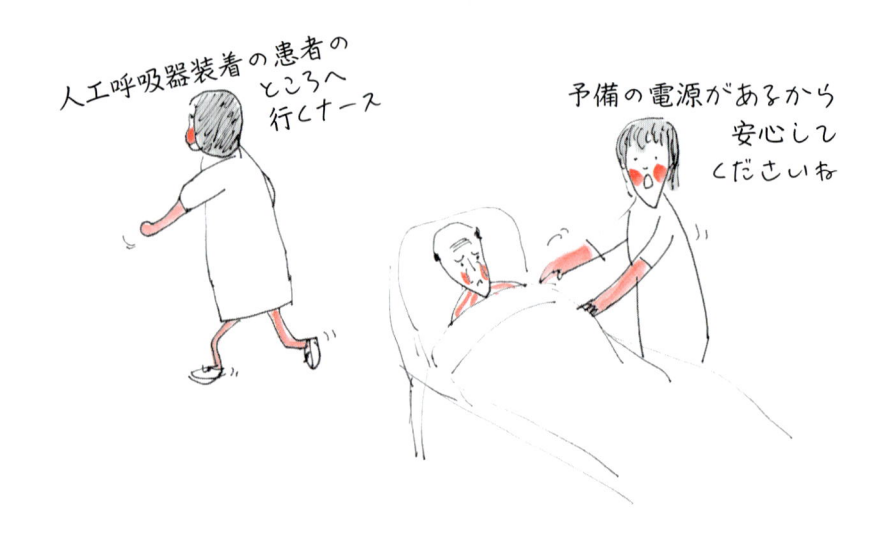

　喘鳴があり，苦しそうな患者には，1人のナースがすぐに吸引。同時に深夜勤ナースの報告，確認，アセスメントを行う。「楽になりましたね」と顔の表情や筋肉の状態を確認。

❼こうしてウォーキングカンファレンスは続く

　7名の患者のウォーキングカンファレンスは，15分程度で終了。

　患者の状態を見て，その情報を皆で共有しながら効率的に同時にケアを行う。突然のトラブルの際も，3人の連係プレーによって患者の不安を最小限に抑えていた。

　ベッドサイドでのウォーキングカンファレンスは，訴えることのできない患者のためにこそ必要で有効なのである。

ウォーキングカンファレンスのいろいろ

　ほかにも多くの病院でウォーキングカンファレンスやベッドサイドカンファレンスが上手に実践されている。

　市立岡谷病院(長野県)整形外科・皮膚科病棟では，日程表を利用してベッドサイドで患者の1日の予定を打ち合わせしている。患者もナースもスケジュールの把握ができるようになったことで，「業務の運びがスムーズになった」「(患者からの)日程についての質問が減った」などの声が聞かれるという[1]。

　褥瘡予防を目的に病棟の医師やナースによるチームでウォーキングカンファレンスを実施しているのは，長浜赤十字病院(滋賀県)である。

引用・参考文献
1) 固定チームナーシング(平成18年)資料集，固定チームナーシング研究会，2006．

各チームは水曜日までにウォーキングカンファレンスを行う。カンファレンス時には体位変換やオムツ交換を行い，移動技術のチェックを行う。そして，褥瘡発生のリスクのある患者のアセスメントとケア計画立案，評価を行う。水曜日に院内の褥瘡対策チームの医師による褥瘡回診。回診とカンファレンスの結果を受けて日常動作に関する看護計画表を作成する。

　「ウォーキングカンファレンスは，リーダーがメンバーに対して教育的に接することのできる場。メンバーの観察や対応に不十分な点があってもリーダーが重ねて観察を行ったり，患者に声かけをしてフォローすることができる。それらの行動や患者との対応場面を目の前で見ること自体が，メンバーの教育になっている」と考えているそうだ[1]。目的意識がしっかりした結果となって，褥瘡発生率の低下とスタッフへの教育的成果がみられる，ウォーキングカンファレンスのよい実践例である。

クリティカルパスの「項目」を活用したカンファレンス

　必要な患者に効果的な方法でカンファレンスをするために，現場ではさまざまな工夫をしている。クリティカルパスが使え順調に経過している患者なら，カンファレンスの話題になかなかのぼらないこともあるだろう。しかし，パスどおりに順調であっても退院後の生活習慣改善のために患者を動機づける必要があれば，カンファレンスは欠かせない。

ウォーキングカンファレンスの「時間短縮」

　ウォーキングカンファレンスを効率よく行って時間を短縮するために，次のことに留意してみよう。

❶何時から何時まで，または何十分と決めているか。開始と終了時間を厳守するという覚悟が必要。
❷今日の患者数は何人？ 全員に実施するなら，1人に何分使えるか？
❸限られた時間で全員が無理なら，優先順位をつける。
❹受け持ちナースの意向を尊重して，順位づけをする。
❺午前中にカンファレンスができなかった患者は，午後にできるか，翌日になるかを計画する。
❻ポイントを絞って，ベッドサイドでカンファレンスするクセをつけよう。ベッドサイドなら，延々とはできない。
❼1人ひとりの患者のベッドサイドに足を運び，情報の確認，ケア計画の立案や修正をするのに何分必要だろう？
❽患者自身が参加できればよい結果を得やすいが，時間が延びやすいので要注意。とりあえず予定時間に終り，あとで個別に話し合うなどの工夫を。

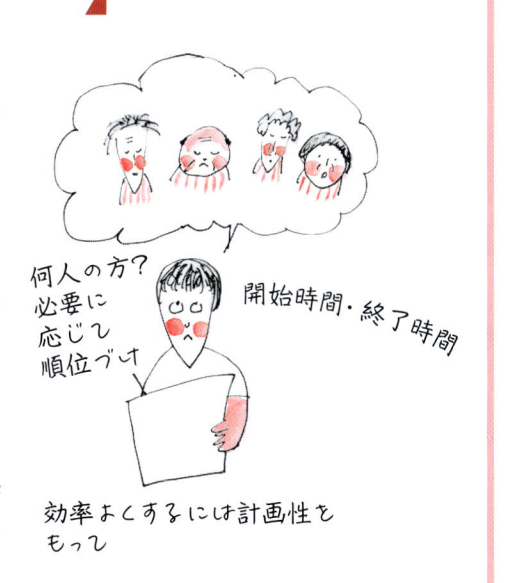

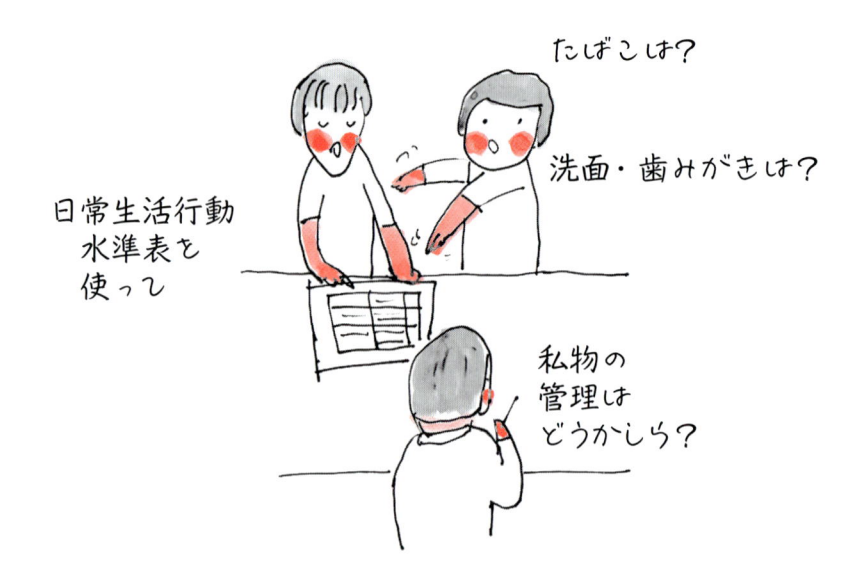

国立病院機構賀茂精神医療センター(広島県)では,「日常生活行動水準表」を用いて患者のセルフケア度を話し合っている。例えば,洗面・歯みがき,入浴,服装などの項目が,カンファレンスのテーマとなる。

いずれも焦点が絞りやすく,多忙な病棟でもキャリアの若いナースでも,すぐに話し合いに入れる利点がある。

カンファレンス記録の工夫

カンファレンス記録は,メンバーが記入しやすい,読みやすいと感じていることが何より大切である。使いながら手直しを重ね,スタイルを決めてもよい。なぜ記録が必要かを,メンバーが理解しているならOKである。記録の仕方については,第3章,記録の技術〔→p.110〕も参照してほしい。

◆過去の情報も見やすく

済生会江津総合病院は,患者の80%が高齢者のため,1人にかかるケアの時間が長く,多忙な病院である。看護方式は固定チームナーシングで,部署ごとのチーム活動が活発だ。チーム会や日々のカンファレンスを実に上手に運営している。

カンファレンスの記録もそれぞれのやり方だが,メンバーが読むのに時間がかからずすばやく内容が把握できるよう,部署ごとの工夫が大切だ。

3階東病棟のチーム(40床)では,外来通院の維持透析患者をはじめ,臨時透析患者の血液透析看護を行っている。1人の患者に対してカンファレンスが重ねられるので,同一患者については初めの記録の上に,次に記録した紙をのり貼りする。めくると下の記録が読めるようになっている。3枚重なっていることもあ

る。わかりやすいし，読みやすい。経過は古い情報の上に重ねながら残していくので，過去の情報を見るときもめくればよい。

◆評価表を記録に利用する

　短い時間で効果的なカンファレンスを行うためには，カンファレンスで得た情報や決定事項を正しく蓄積し，引き継ぐための記録の工夫が欠かせない。

　愛知県厚生連豊田厚生病院(600床)では固定チームナーシングを採用し，チームの特性に応じたカンファレンスを行っている。カンファレンス記録の好例として，循環器センター(52床，看護職員25名，夜勤3名)の1つのチーム(Cチーム)の例を紹介する。

　Cチームは23床で，慢性心不全増悪，循環器ターミナル，高齢寝たきり，認知症患者を受け持っている。リーダー以下8名，日勤2名，夜勤1名。全介助を要する患者がほとんどで，清拭行為が心負荷となることをデータ分析などから把握している。また，経過の長い患者が多いのも特徴。

　Cチームでは，朝の申し送り時の15分間に，患者ごとの「清潔ケア評価表」を使ってカンファレンスを行う。参加者は日勤の2人で，ときには応援者が入る。ほかに重要な議題があってできないときは午後1時半から5〜6分で行う。時間は短いが，その患者について交換された重要情報や決定事項はその場で話し合いつつ，この清潔ケア評価表に記入して，それがカンファレンス記録となる。

　また，「清潔ケア評価表の使用方法」が文章化されているのも特筆すべき点である。「何をどう記入するか」や「オーダー入力」「評価・修正」を誰がするかも決めら

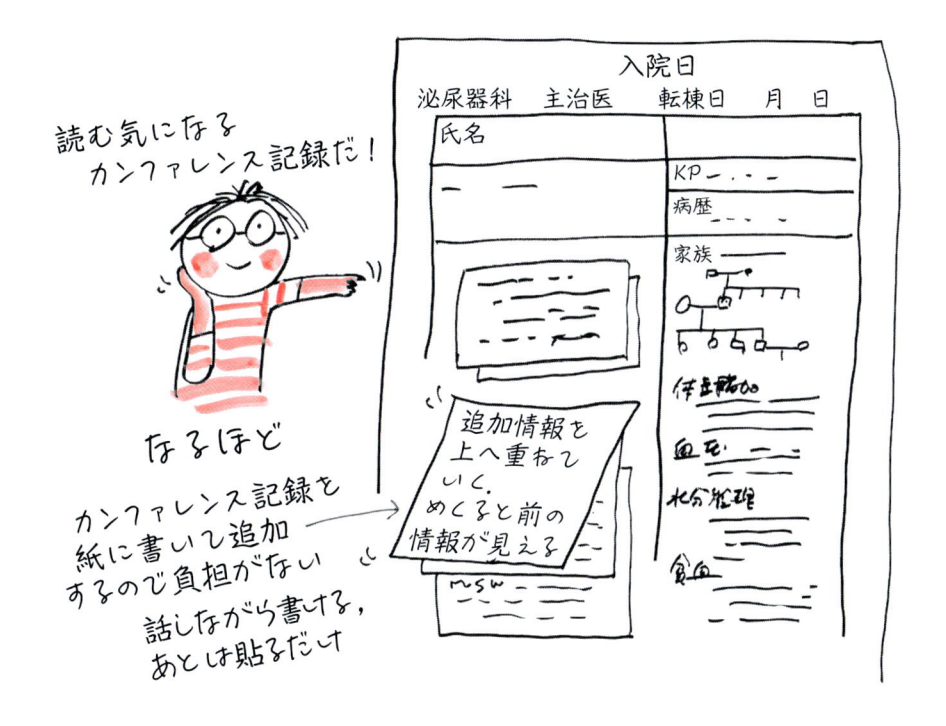

第4章 カンファレンスの選択

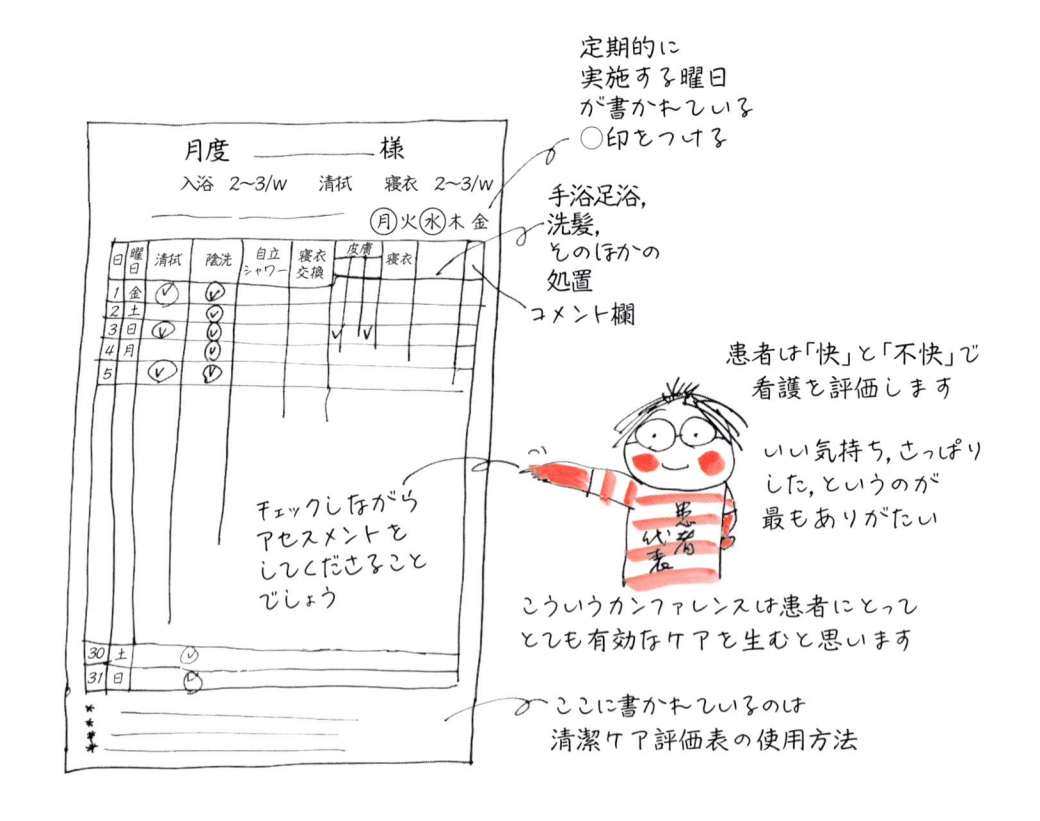

```
月度 _____ 様
  入浴 2〜3/w  清拭  寝衣 2〜3/w
                    ㊊火㊌木金
```

- 定期的に実施する曜日が書かれている ○印をつける
- 手浴足浴, 洗髪, そのほかの処置 コメント欄
- 患者は「快」と「不快」で看護を評価します
- いい気持ち, さっぱりした, というのが最もありがたい
- チェックしながらアセスメントをしてくださることでしょう
- こういうカンファレンスは患者にとってとても有効なケアを生むと思います
- ここに書かれているのは清潔ケア評価表の使用方法

れている。これらの基準, 手順が明記されているのでケアの抜けがなく, ケアの質が保証されていく。

患者もナースも意見を出し合う「患者ミーティング」

　医療者だけでなく，患者にも参加してもらうミーティングを実践しているのは，国立病院機構賀茂精神医療センターの6-2病棟(56床)のAチーム(23床)。ほとんどが統合失調症慢性期の患者で，身体的援助の必要な患者は少ない。

　精神科病棟では治療の場で「グループワーク」がよく使われると聞く。しかし，この病棟では治療という意識で取り組んでいない。記録を基に，このミーティングの様子を再現してみよう。

○月○日　司会者：患者
参加者は10人。病院内の行事に参加した人が口々に感想を述べている。
その後，日常生活の話し合い。
患者から「体重計をホールに置いてほしい」という要望が出される。「ちょっと難しいかもしれない」と答えているのはナースのようだ。

○月○日　司会者：患者
13人が出席。また体重計の要望が出る。それに対してできない理由が説明されている。
次の議題はクリスマス会，忘年会について。「外食で焼肉を」という希望も出される。そしてクリスマス実行委員の選出。
実行委員2名が決まりました(パチパチ拍手)。「来年の年間行事を各自考えておきましょう」。

　患者が治療と思うのでなく，「自分の要望も出しナースにも協力している」と思いながらミーティングに参加している。意思決定(委員の選出など)もしながらソーシャル・スキルを磨いている。このような方法なら，卒後1〜2年目のナースでも身構えずに参加でき患者に寄り添っていけるだろう。

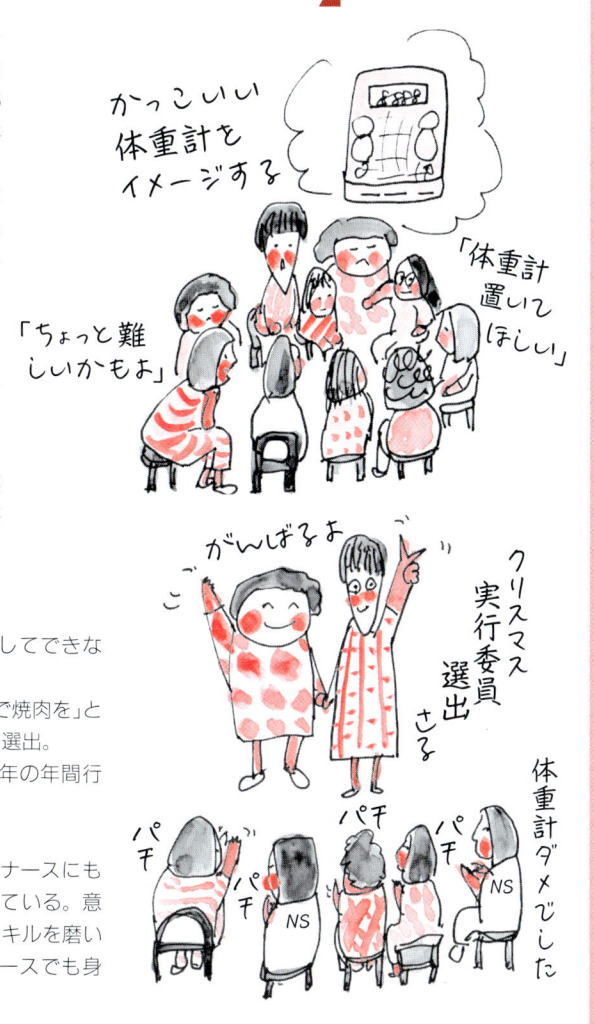

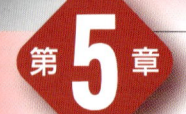

第5章 学生のための カンファレンスの要点

　学生にとっては入学と同時にクラスづくりが始まる。クラス委員を選出し，協力してクラスを運営していく。このとき，話し合いは欠かせない。話し合いの回数を重ねながらクラスがつくられていく。
　授業のなかではグループワークを体験する。臨床実習が始まれば，実習施設でカンファレンスに参加する。名称が変わっても，基本は同じである。
　カンファレンスが上手になるコツは，1にも2にも「よい参加」である。よい参加とは，「十分な準備をして出席すること」，そして「発言すること」である。

カンファレンスが上手になるコツ―十分な準備と発言

◆十分な準備

　カンファレンスによい参加をするためには，十分な準備が必要である。

■議題を知らされていたら，議題のねらいを確認しておく

　事前に知らされた議題について，次の点に着目しよう。
- ねらいは明確になっているか。話し合いが終わったときに，どうなることをめざしているか。
- その議題は何に焦点を当てて話し合うのか。

　議題が知らされている場合は，自分が議題のねらいを理解しているか，そこでどんな話し合いが行われるかを，事前に考えておく必要がある。わかりにくいのは，議題のテーマが大きすぎる「……について」などの表現のとき。主にどのような点を議論するのかなど，わからないことは担当者か議題を提出した人に確かめておこう。

■事前に資料が配られたら，必ず読んでおく

　資料を読みながら，ここをもうちょっと知りたい，この情報がほしいというところにアンダーラインを引くなど，チェックしておく。そうすれば，カンファレンス時に「ここを説明してください」と発言しやすい。

準備ぬかりなく

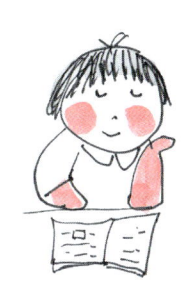

教科書頼りに

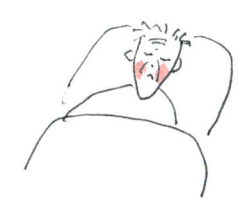

患者観察
ほかの学生の受け持ち患者も見ておく

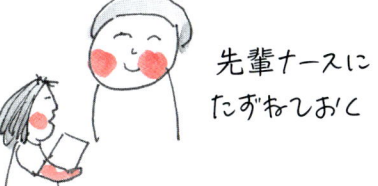

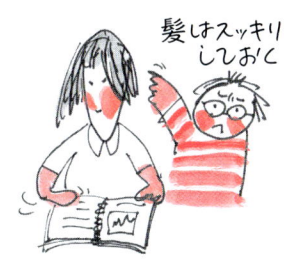

先輩ナースにたずねておく

髪はスッキリしておく

■ 患者を観察し，文献（教科書）で下調べをする
　カンファレンスの議題を把握するために，ちょっぴり努力をしよう。対象となる患者の情報を得たり，必要ならば，患者の病気に関する文献などを読んだりしておく。あらかじめ学生だけでカンファレンスのシナリオづくりやリハーサルするのはやめ，むしろ教科書に当たったり，患者観察や看護記録に目を通しておくほうがよい。

■ カンファレンスに教科書を持参する
　わからない事柄があったときに，開いて確かめるのもよい方法である。

■ 議題を提出するときは，指導者と打ち合わせをしておく
　事前に指導者と，どんな話し合いをしたいかを打ち合わせておくと，自分の疑問点や課題がはっきりする。すると苦手なカンファレンスが楽しみになる。指導者もあなたを支えてくれる。

■ 準備不足のときこそ，よく聞く姿勢を
　やむを得ず準備不足のままカンファレンスに参加する際は，よく聞いて相づちを打ったりわかりにくいところを確かめたり，質問することを心がけよう。

◆ 発言すること

　意見がなくても質問をして確かめたり（ここをもう少し説明してください，……と考えてよいですか，など），「なるほど」「よくわかりました」などの短い発言も大切である。
　そのとき，自分自身の言葉で発言する。まとめて言おうとすると，それに気持

ちがとらわれ，かえって要領を得ない，わかりにくい発言になる。

　「何を言ったらよいかわからない」という人もいるだろう。しかし，「あれっ？」というモヤモヤしたものがあれば，しめたものだ。たとえまだ漠然としていても，問題意識は芽生えているのだから，そこを大切にして言葉にしてみよう。上手にまとめようとしないで，言葉の断片でもよいので口に出してみる。まわりの人がウンウンうなずいたり，「それで」と促してくれると言葉が出やすくなる。この漠然としているものを言葉にしていくことで，問題や自分の言いたいことがはっきりしてくる。そして，次の言葉が続いて出てくる。

　「ここが気になる」「自信がないけど，こうしたらよいと思う」「ここに引っかかっている」と言ってみてはどうだろう。指導者や仲間があなたの言葉を引き出してくれるとやりとりが始まり，聞き合うという状況が生まれるだろう。「漠然としていること」を大切にし，それを言葉にする努力を。

議題を明確にしよう

　司会者になったとき，次のような点で困った経験はないだろうか。
- 何に焦点を定めたらよいかわからない。議題に困る。
- いざ司会を始めても脱線の連続。

　この2点は，参加者も同じ悩みをもっているものだ。

　議題は1つの事例からいくつも生まれる。小児看護学の実習で次のような患者を受け持ったとしよう。

　「8歳のインスリン療法をしている男児が，ことあるごとに受け持ち学生であるあなたを拒否する」。あなたはどんな議題でカンファレンスをしてほしいだろう。

❶ 8歳男児の成長発達について学びたい。
❷ 8歳男児の日常生活や入院生活について考えたい（親子，友人などとの人間関係を含む）。
❸ 小児のインスリン療法や小児の糖尿病について知りたい。
❹ なぜ自分を拒否するのか，その原因をつかみたい。
❺ 患児に拒否されてつらい気持ちを指導者や仲間に聞いてもらいたい。
❻ そのほか

　どんなカンファレンスでも，議題を明確にすること（絞り込むこと）が大事である。「どんな議題にしたらよいだろう」などと悩むよりも，「どういうことを，カンファレンスにかけたいか」を考えること。このカンファレンスでは情報がほしいのか，行動計画を修正したいのか，前もってはっきりさせておく。これがないとどんどん発言が続いたときに，いつのまにか話が脱線していたり，収拾がつかなくなったりする。

　脱線は少し楽しんで，必ず元へ戻ることが大切だ。気づいた人が「ところで」と

か，「さあ，議題へ戻ろう」と声をかけるとよい。司会者は話し合われていることをよく聞いて，自分がコントロールするかどうかを考える。話の内容を聞きつつ，その話には没入してしまわないこと。司会者は「議題からずれていないか，聞いていて判断する自分」を残しておこう。ちょっと難易度の高いワザだが，コツがわかるとよい司会ができる。

カンファレンスの目的と議題を記載したメモがあると，脱線したときに元へ戻しやすい。議題をホワイトボードに明記しておいて，全員で時々確かめながら進めるのもよい。

学生のためのカンファレンスの基本

❶何のためのカンファレンスなのか，ねらいを理解しておく
　カンファレンス終了後にどうなっていたいのか(めざすゴールはどこか)。ケアの質を上げたいのか，必要な情報を得たいのか，技術を習得したいのか，根拠を学びたいのかなど。

❷何を取り上げたいのか，議題を絞り込む
　「白血病のAさんについて」ではテーマが大きすぎてダメ。「白血病のAさんの拒否的態度に困っている。どう接したらよいのか，援助の方法を助言してほしい」などと具体的に。
　司会者は，現状把握(Aさんの事実，データ，観察して得た情報など)，原因の突き止め，どう接するか，アイデアをたくさん出す，という順に進める。

❸そのためにどんな準備をするか
　事例提供者，司会者，参加メンバー，教師，指導者それぞれに必要な準備を考えておく。

❹どんな参加の仕方がよいか
　仲間のことも考えて，「よい参加」を。

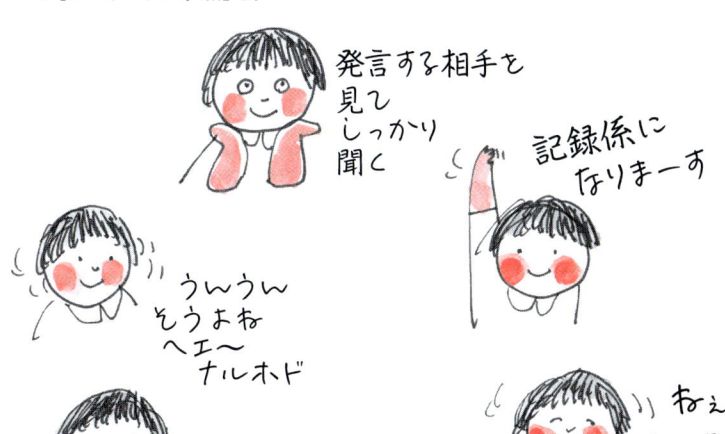

計画的に進めよう

◆カンファレンスの目的は何かを決める

　臨床実習での学生カンファレンスの目的は，主に次のようなものである。あなたは何を達成したいのか，確認しておこう。
- 知識と実際を統合する訓練：授業で習ったことを実際の患者に応用していく。
- 情報共有：卒業までに受け持つ患者数は限られている。仲間の学生の受け持ち患者を知り，検討することで多くのことが学べる。
- 技術習得：患者へのケアやコミュニケーションのとり方など。
- 価値観の広がり：指導者や仲間の違ったものの見方，考え方を理解していく。
- 医療チームの一員として情報提供。
- ゆれる気持ち，つらい気持ち，混乱や不安を表出するなど，自己理解やカタルシス(浄化作用)の場にする。

◆目的にそって参加者を考える

　学生だけではカンファレンスを活用しての学習はできない。必ず，教員か指導者に入ってもらう。
- 参加者の背景，キャリア，クセなどを知っておく。よく話す人，沈黙しがちな人など。
- 議事をどう進めていくか，進行予定をつくる。時間の使い方を検討する。
- 参加してほしい人には早めに開催連絡をする。特に指導者とは事前の打ち合わせをするくらいのかかわりをしよう。
- 場所の確保，設備，資料の準備など，学習環境を整える。
- 誰の受け持ち患者を取り上げるのか，受け持ち学生は何をカンファレンスにかけたいのか，何を得たいのか，議題とゴールを明確にするため，ちょっとした打ち合わせをしておくのもよい。
- 司会者，記録者を決める。参加者は患者やカルテを見るなど準備をしておく。
- カンファレンスのふり返りをする。議題や進め方，時間の使い方は適切だったか。発言すべき人が発言していたか，発言の少なかった人に不満は残っていないか。
- カンファレンスはおもしろかった(わかった！ スッキリ！)か，1人ひとりの勉強になったか，が大切。この経験を次回に生かす。

積極的に参加しよう

◆練習を重ねてスキルアップする

　学生にとってカンファレンスは，他者との関係づくりのワザを身につける場で

もある。内気で話すのが苦手という人も，ナースになれば内気なりに生きていくしかない。臨床現場では，内気であっても患者の代弁者として，医療チームの一員として，自分のもっている情報の提供や意見を述べることが求められる。だから，性格で片づけて黙ってしまう代わりに学生時代から練習し，腕を磨いておこう。

- 1回でも多く話し合いを体験する(2〜3人で気軽に。しかし，議題を絞って)。
- 教科書を片手に，新しい知識を得ながら進める。
- 1度でも多く司会を引き受ける。

　以上のような努力を少しずつ重ねていく。うまくいったときの方法，感覚(いい感じ)を覚えておいて，次に意識して使ってみるとよい。

　カンファレンスの司会者も参加者も，「カンファレンスは皆のもの。全員に権利と責任がある」という自覚が必要だ。司会者に依存しすぎないためにも，孤立させないためにも，全員が自覚して参加しよう。

◆意見を交わし，そのやりとりを楽しもう

　単に席についているだけでは，参加しているとはいえない。積極的なやりとりを通じ，カンファレンスを自分にとって意味のあるものにしよう。

- 自分の言葉で話すこと。「まとめよう」と考えたり，「まとめて言わなければ」という考えをやめること。ゆっくりでも，つかえながらでもよいから発言すること。
- 仲間が発言につかえても待つこと。あるいは「こう言いたいの？」と援助すること。どうすれば仲間の役に立てるか(黙って待つのか，口を開くのか)，考えて行動すること。
- お互いに見ながら，聞き手になったり，話し手になったり，自由に役割を担おう。参加者それぞれがどう行動しているか，気づいていること。

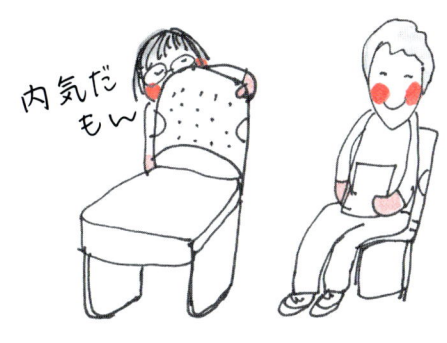

- いま，この場でのやりとりを通して感じ，考えたことを発言すること。正解かどうかや，よいか悪いかなどを考えるよりも，とりあえず言ってみること。
- ほかの人の違った見方や意見がほしいのは「どういうことについて」なのかを考えること。
- 異なった意見を言う勇気をもつこと。そして，異なった意見を大切にすること。
- カンファレンスの場に圧倒され，おびえたり，不安になっている自分の感情に気づいていること。その自分の感情を受け入れ，勇気をもって短かく発言してみること。
- 司会者と1人の発言者との2人のやりとりに終らず，ほかの参加者も加わっていくこと。皆でバレーボールのラリーをするように，自分から加わっていく。
- 「指導者や師長はナースの先輩であり，情報源だ」と考え，活用すること。「この人たちも，いまこの場の参加者だ」と考えること。
- 「あ，いい情報だ」「うん，同じ意見だ」「わかるなあ，その気持ち」「ありがたい，助かった」など，心がその時々で動く。そんなときに心の中だけで反応しないで，その心の動きを言葉にすること。お互いに認め合い，感謝し合う，よい感じを味わうこと。

いつでもどこでもの精神で

◆「いま，ここで」のカンファレンス

　患者に関心を寄せ何とかしたいと願っていると，カンファレンスという言葉にふりまわされなくなるだろう。大切なのはかたちではない。机の代わりにバインダーなどを各自が用意しておけば，いつでもどこでもカンファレンスを開くことができる。椅子がなくても，20分ぐらいなら立ったままでもよい。ベッドサイドで行ったり（プライバシーに十分気をつけて），ヌベースのまわりで先輩ナースとカンファレンスが展開されるようになるとすばらしい。「いま，ここで」のカンファレンスで自由度の高いものになるだろう。先輩受け持ちナースがそばにいたら，「ちょっとよろしいでしょうか」と声をかけて，聞きたいこと，確かめたいことを短時間でも話し合おう。

◆話す力をつけよう

　短時間で実りある話し合いをするためには，話す力をつける必要がある。話したいことがなければ言葉は生まれない。
- 聞く力をつけることが話す力をつける（相手の話を聞きながら批判している自分に気づいてやめる，批判することにエネルギーを無駄遣いせず聞くことに集中する，とにかく最後まで聞く，など）。
- 書くことを習慣づける（自分の考えが明確になる，自分の意見が整理できる，

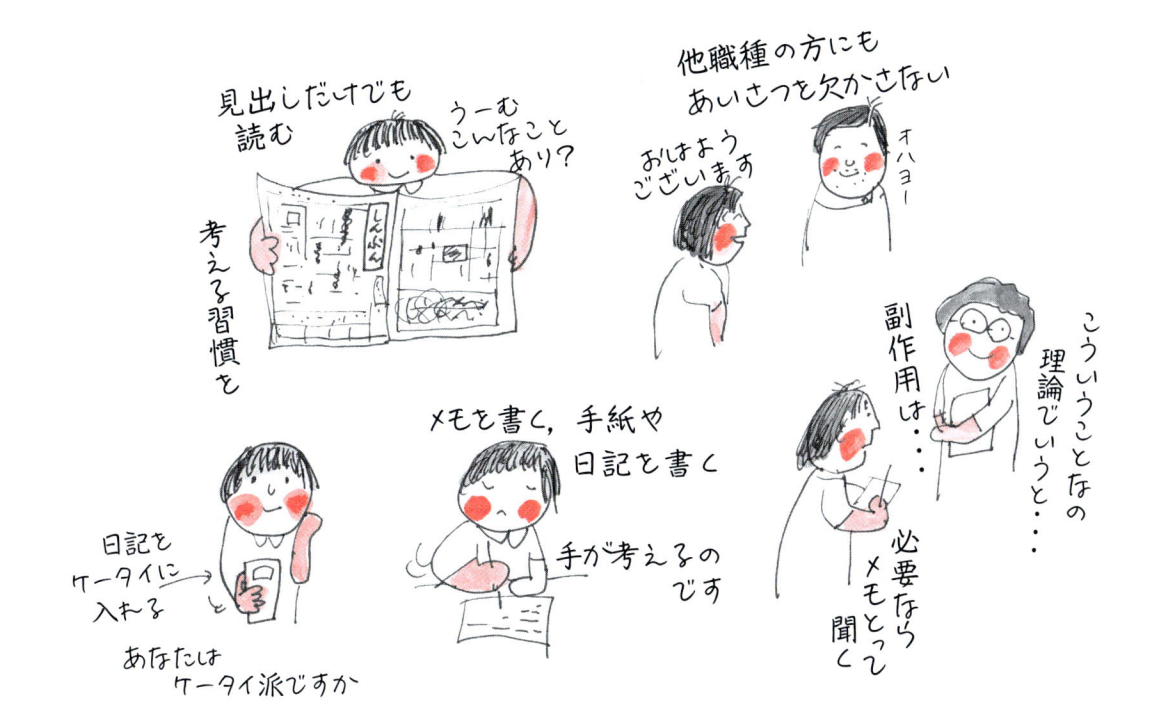

新しい考えを創造する力がつく，など）。
- 人の話を聞くときはメモをとる（ポイントをつかむ力，集中して聞く力，相手の言いたい事柄と感情を区別する力などがつく。話の整合性に気づく）。
- 折にふれ，考える習慣をつける（新聞で，脳死・臓器移殖・安楽死などの報道を読み，同時に自分の意見は，と自問自答する。親しい友人と話し合うと受容されているという気持ちで，のびのび話せ，話しながら自分の考えが整理されたり，違う意見もよく聞き，考えていける。他職種の人と話し合うと，異なった意見を自分の立場から考えていける。同様に読書の習慣も身につけたい）。
- 携帯でメールするのもよいけれど，人の息づかいを感じるコミュニケーションの機会を多くもつ。表情，しぐさ，反応をキャッチしながら，かかわりの体験を豊かにもとう。

以上は遠回りのようだが，話す力をつける方法である。1人ひとりが自分で考え，考えたことを分かち合っていく場にすれば話す力もついていく。

司会をしてみよう

◆進め方，まとめ方のコツをつかむ

「私はいままで，会をどのように進めていったらよいかがよくわからず，司会をしなければならなくなったらどうしようと，いつもビクビクしていました」と

第5章 学生のためのカンファレンスの要点

いう学生さん。

このタイプの人は，司会進行メモ（議題と時間割）をつくっておくとよい。議題を出す人の意向も聞いて，どこを話し合ってほしいのか，カンファレンスが終ったとき，どうなっていれば参加者は満足するかを考えておこう。補佐をしてくれる人（行きづまったら一言言ってもらうなど，司会者を援助する人）を頼んでおくのもよい。指導者を上手に活用することも大切である。終わったあと，上手にできているところをフィードバックしてもらえれば自信がもてる。

司会者として，「まとめるのが苦手」という人もいる。何をまとめるというのだろうか。話し合いをまとめるというなら，どんな順番で話を進めていくか，限られた時間をどう使うかを計画した時間割をつくっておくとよいだろう。

発言をすべて入れてまとめようとする必要はない。メンバーがよく聞いて理解しているなら，まとめずに進行しても構わない。最後のまとめもいらない。

看護過程論という理論を頭において，順に話を進めていくと情報や意見がすっきり出てきてまとまっていく。特に収集，吟味，創出といった情報収集のステップをしっかりと追うことでコツがつかめる。

上手な司会をするためには，理論などの枠組みも頭に入れておき，それらを必要に応じて活用するとよい。例えば，発達心理学，カウンセリング理論，家族心理学，危機療法といった心理面の理解を助ける理論や疾患の理解，検査データの読み方，そのほか医学的情報の理解を助ける理論の枠組みや知識を少しずつ蓄積しておこう。つまり授業をまじめに受けること。カンファレンスの席に教科書や文献を持ち込んで，大いに活用するとよい。

◆内気な司会者のための10カ条

基本的な司会の進め方として次の10カ条を頭に入れておこう。内気なタイプであっても，基本的な流れを押さえておくとビクビクせずに進められる。

❶さあ，始めましょう。よろしくお願いします。……スタートの合図

❷○○さん，記録をお願いします。……記録の確保

❸今日の課題は○○（できるだけ，討論してほしいことのポイントを絞って言う）で，時間は○時までです。……ねらいや議題，時間の確認

❹もうほかに意見はありませんか。あと2つぐらい出してください。○○さん，あなたはA案，B案，どちらをとりますか？……意見を求める

❺（師長や指導者に）ほかの見方や考え方があったら，助言をお願いします。師長さん，この患者さんのADLの状況を教えてください。……助言を求める

❻あと○分です。○○（議題提出者）さん，もっと話し合ってほしい点はありませんか。○○さん，すっきりしましたか。……時間管理と確認

❼これでいきましょう。決定しました。とりあえず，これで試してみましょう。では，次の議題に移ります。……決定する，決定の確認

❽助かりました。いい情報でしたね。ありがとう。……ねぎらい，はげまし

❾（必要なら）記録の方，今日のポイントを読み上げてください。……まとめ（し

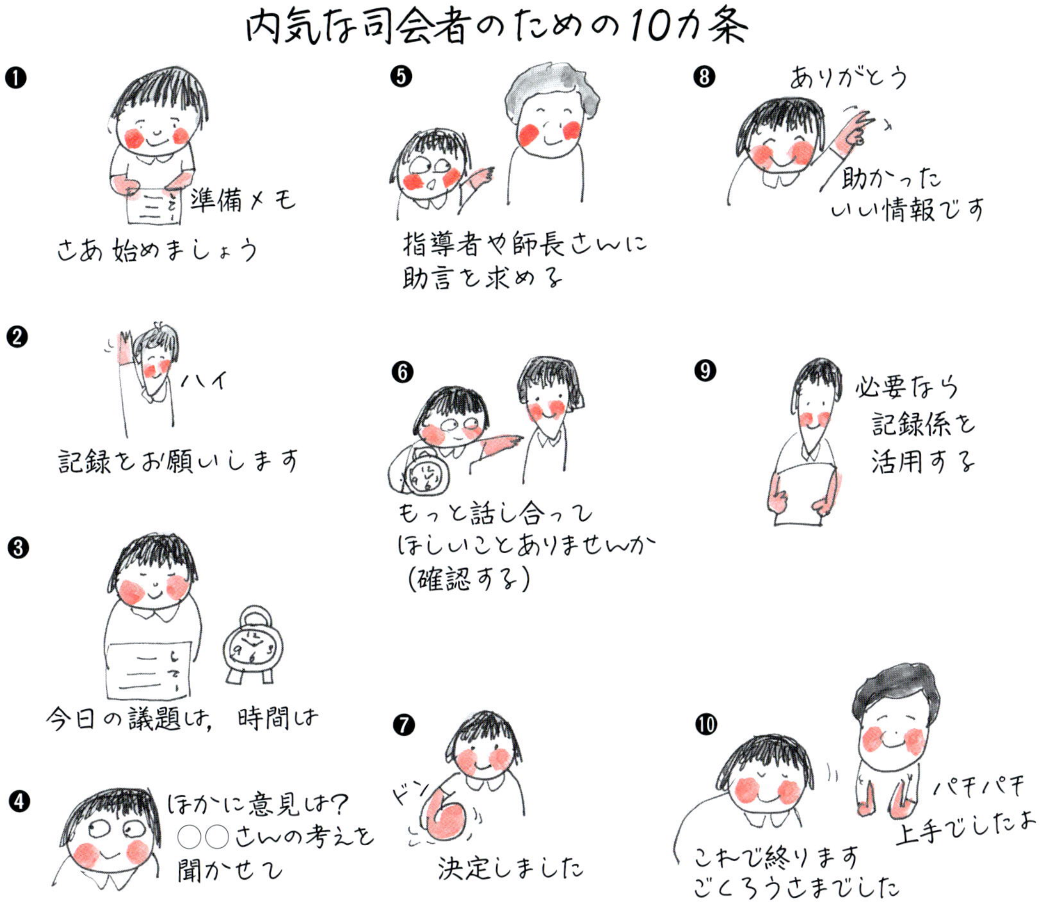

内気な司会者のための10カ条

❶ 準備メモ　さあ始めましょう

❷ ハイ　記録をお願いします

❸ 今日の議題は、時間は

❹ ほかに意見は？○○さんの考えを聞かせて

❺ 指導者や師長さんに助言を求める

❻ もっと話し合ってほしいことありませんか（確認する）

❼ 決定しました

❽ ありがとう　助かった　いい情報です

❾ 必要なら記録係を活用する

❿ これで終ります　ごくろうさまでした　パチパチ　上手でしたよ

なくてもよい場合が多い）

❿時間が来ました。これで終りましょう。皆さんお疲れさまでした。先生方，どうもありがとうございました。……閉会

　時間がきたら，「じゃ，始めます」とさわやかにスタートを切り，「時間がきました。これで終ります。指導者○○さん，ありがとうございました」とあっさり終える。最後に今日話し合ったことをまとめたり，事例を出した人に「○○さん，みなさんの助言をもとに明日からがんばってください」などと言う必要はない。

◆沈黙を打開し，発言を引き出す

　司会の進め方によって，カンファレンスの雰囲気も大きく変わる。1つの例として，Tさん（洛和会京都看護学校1年生，校名は当時）の体験を紹介する。
　「実習1日目に，カンファレンスで司会をしました。進め方は議題に対してまず5人が順に発表し，そのあとに質問の時間をとりました。すると，みんなの発言が少なく沈黙が続き，焦ってしまいました。けれども何を言ったらよいのかわからなかったのです」。そして，カンファレンスの進め方に問題にあると気がつ

いたと言う。「1人の発表が終わった時点で質問や意見の時間を取るべきでした。私の進め方だと，皆の意見を真剣に聞いているけれど，5人もいればどうしても最初のほうに発表した人の内容の記憶や関心が薄くなってしまう。だから発言も少なかったのでしょう」。体験から学んだ好例である。

あなたが司会者ならどう進めるだろう。あるいは指導者なら，どのように介入したり支援するだろう。学生や指導者の立場になって考えてみてほしい。例えば，こんな進め方が考えられる。

❶「質問はありませんか」と聞くよりも「もうちょっと聞きたいことはありませんか」「参考になったのは，どこ(何)ですか」「○○さんの発表は患者さんの全体像がわかりやすかったですね。感心した点はほかにありませんでしたか」などと，発言を引き出す具体的な言い方で。

臨床の場で不安になるとき

いつでもどこでも，カンファレンスを柔軟に取り入れて行動できれば言うことなしなのだが，学校の教室というなじみの場所から見知らぬ人々があふれた臨床の場に出ると，そこにいるだけでも緊張感を味わうことだろう。

ある看護学校で「実習でおびえたり不安になったとき」を議題に話し合ってもらったら，次のような意見が聞かれた。あなたはいかがだろうか。

- ナースの顔色や指導者の硬い表情を見たときに不安になった。
- 指導者に伝えようとするとき，緊張のあまり頭の中が真っ白になった。
- 患者さんに質問しすぎになっていないか，患者さんが自分に気を遣っているのではないだろうかと不安になった。
- カンファレンスで発言したら，指導者になんと言われるかが怖かった。
- 自分の話をするタイミングがわからないとき，不安になった。
- 自立している患者さんにどう対応すればよいかわからず，不安になった。
- 患者さんの質問に対して，どう言葉を返せばよいかわからず，不安になった。
- 指導者や患者さんに会うまでに緊張した。

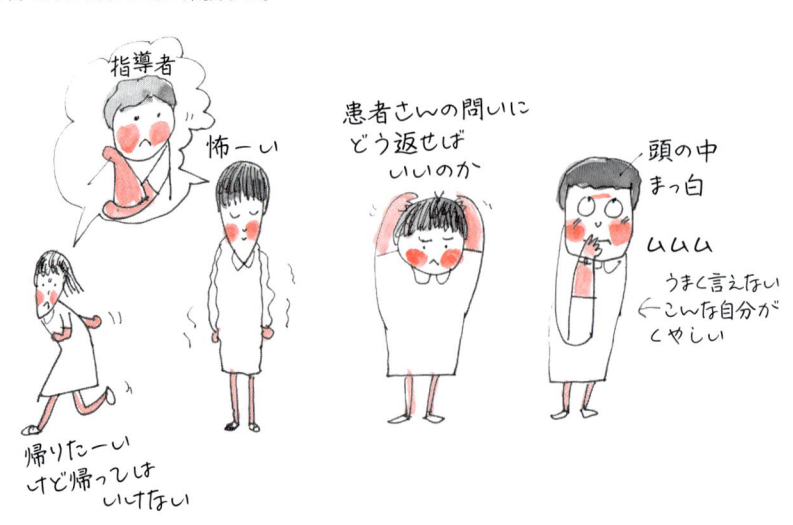

❷それぞれの発表者が簡単なメモ程度でよいので資料をつくり，コピーを全員に配る。耳で聞くだけよりも，目で見たり，ちょっと書き込んだりしていくほうが討論しやすい。

❸5人が自分の受け持ち患者を紹介するなら，初めに2人が発表して❶の要領で発言を促す。時間をみて次の3人の発表に移る，という進め方も深まりやすい。

◆**人数が多い会議の進め方**

クラス討論やホームルームのように人数が多い会議では，次のような小集団で話し合う方法を取り入れ，発言や意見表明のチャンスを増やす。

❶近くの人たち3人で組をつくって話し合う。

❷例えば，3人のうち一番背の高い人が3人の意見のポイント(対立した意見はそのまま)を発表する。

❸みんなが読みながら会を進められるように，模造紙やホワイトボードに発表のポイントを書いていく。紙に縦書きに書くと，後で短冊のように切って似たも

臨床実習でのカンファレンス

臨床実習でのカンファレンスは，こんな順番に進めてみてはどうだろう。あるいは，このうちのいくつかを使ってみよう。

❶私の患者さんはこんな患者さんです……**患者紹介，患者の現状報告**
❷私の患者さんの看護上の問題はこうです……**患者の看護問題**
❸その問題にこんな援助計画を立てました。助言してください……**看護計画の発表**
❹計画を実践したら，こんなことで行きづまり，こんな新たな問題が出てきました……**実践の報告，助言，計画の修正**
❺実習終了目前です。私の患者さんのサマリーを聞いてください……**サマリー発表**
❻実習でこんな気づきを得ました。こんなときはヤッター！とうれしかった。実習終了に当たって，まだこんな疑問が残っています……**実習のふり返り**

なお，実習の最終日のカンファレンスは「反省」をテーマにせず，❻の議題で行うとよい。

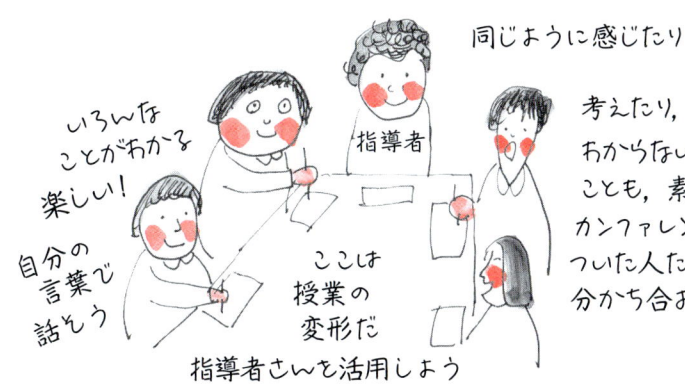

いろんなことがわかる楽しい！
自分の言葉で話そう
指導者
ここは授業の変形だ
指導者さ〜を活用しよう
同じように感じたり
考えたり，迷ったりわからないことも，素直にカンファレンスの席についた人たちと分かち合おう

第5章 学生のためのカンファレンスの要点

のを集めていけば意見の整理ができ，問題を絞るのに役立つ。

❹❸の活用。優先順位をつけたり，情報の似たもの同士を集めたり，印をつけたりしながら，ポイントを整理していく。

❺❹を使って1つひとつ検討していく。

　人数が多いと発言数は減るか，何人かの発言に偏りやすい。このような場合，ホームルームを開く前に，テーマに従ってあらかじめ次のような手順を踏んで準備をしておく。

❶皆に小さな紙(名刺の半分くらい)に議題に対する意見や考え，問題点などを1枚につき1項目書いて10枚(もちろん何枚でもよい)ずつ持ってきてもらう。このカードを使って似たものを集めて整理する。

❷カードを整理したものを項目として並べて資料をつくる。コピーして皆に配って検討資料にする。

カンファレンスをする際，心がけること

◆効果的な臨床学習のために

　図5-1に，臨床学習のためのカンファレンスの要点をまとめる。カンファレン

自分の「看護論」をもとう

　カンファレンスの際に自分の考えをきちんと伝えるために，自分がどんな看護がしたいのか，言葉にできるようにしておきたい。そうすることで「私はこの患者さんのことをこう考えます。こうしたいのです」という発言にも説得力が増す。

　あなたの好きな(フィーリングが合う，わかるといったレベルでよい)看護論は，どんなものだろう。ナイチンゲール？ ヘンダーソン？ ロイ？ トラベルビー？ オレム？ 1冊でよいからしっかり読み通しておくとよい。

　あなたは本を読むのが好きだろうか。ミステリー？ 純文学？ 歴史書？ エッセイ？ 伝記？ 看護論に限らず，読書はあなたの人間を見る目を広げ，言葉の幅が広がる。

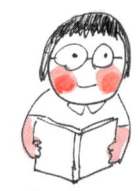

本好き

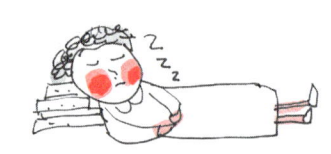

本嫌いの人も
フィーリングの合う看護論は
あるはず

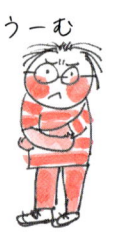

うーむ
まっ いいか

図 5-1　効果的な臨床学習のためのカンファレンス

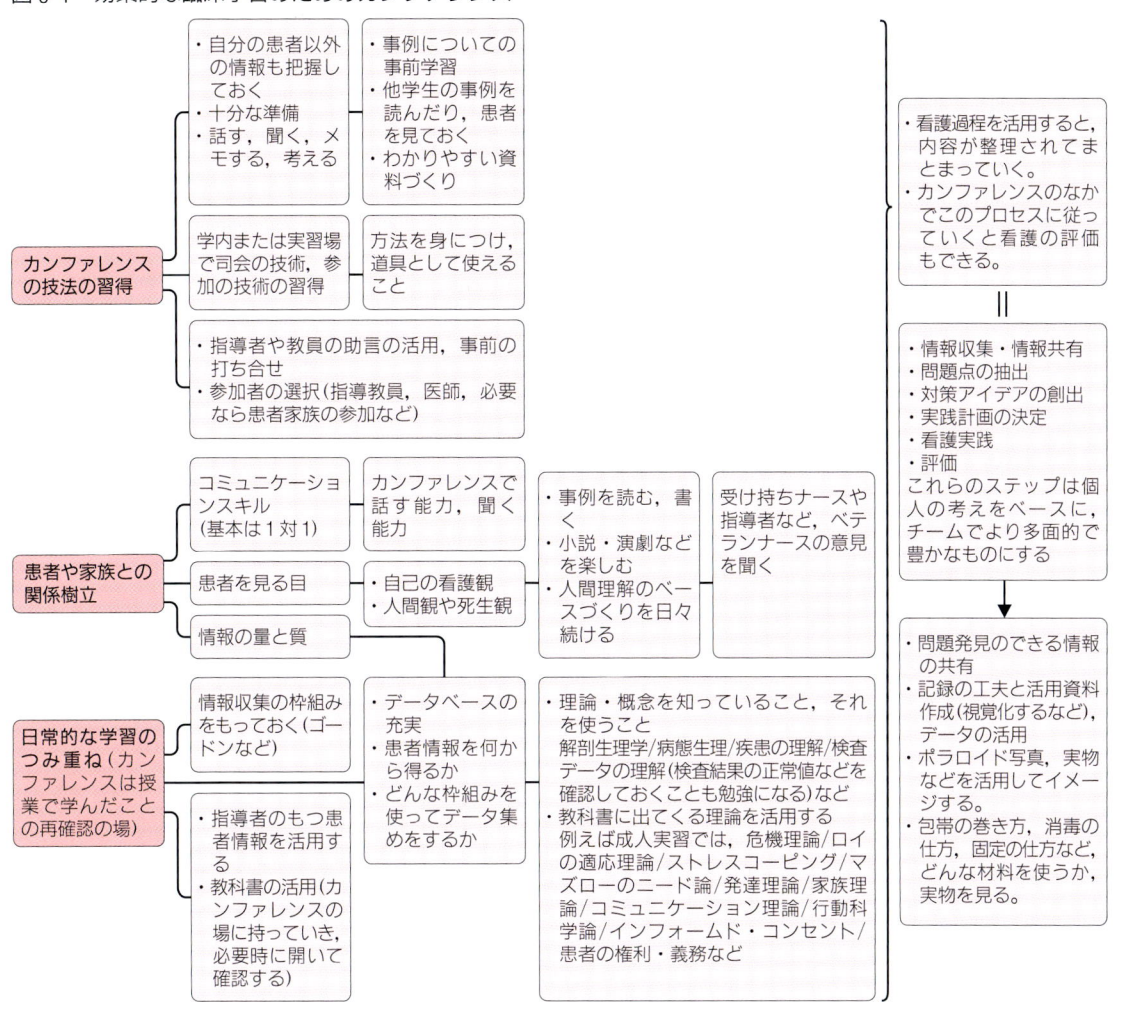

カンファレンスの技法の習得
- 自分の患者以外の情報も把握しておく
- 十分な準備
- 話す、聞く、メモする、考える
- 事例についての事前学習
- 他学生の事例を読んだり、患者を見ておく
- わかりやすい資料づくり
- 学内または実習場で司会の技術、参加の技術の習得
- 方法を身につけ、道具として使えること
- 指導者や教員の助言の活用、事前の打ち合せ
- 参加者の選択（指導教員、医師、必要なら患者家族の参加など）

患者や家族との関係樹立
- コミュニケーションスキル（基本は1対1）
- カンファレンスで話す能力、聞く能力
- 患者を見る目
- 自己の看護観
- 人間観や死生観
- 情報の量と質
- 事例を読む、書く
- 小説・演劇などを楽しむ
- 人間理解のベースづくりを日々続ける
- 受け持ちナースや指導者など、ベテランナースの意見を聞く

日常的な学習のつみ重ね（カンファレンスは授業で学んだことの再確認の場）
- 情報収集の枠組みをもっておく（ゴードンなど）
- データベースの充実
- 患者情報を何から得るか
- どんな枠組みを使ってデータ集めをするか
- 指導者のもつ患者情報を活用する
- 教科書の活用（カンファレンスの場に持っていき、必要時に開いて確認する）
- 理論・概念を知っていること、それを使うこと
解剖生理学/病態生理/疾患の理解/検査データの理解（検査結果の正常値などを確認しておくことも勉強になる）など
- 教科書に出てくる理論を活用する
例えば成人実習では、危機理論/ロイの適応理論/ストレスコーピング/マズローのニード論/発達理論/家族理論/コミュニケーション理論/行動科学論/インフォームド・コンセント/患者の権利・義務など

- 看護過程を活用すると、内容が整理されてまとまっていく。
- カンファレンスのなかでこのプロセスに従っていくと看護の評価もできる。

＝

- 情報収集・情報共有
- 問題点の抽出
- 対策アイデアの創出
- 実践計画の決定
- 看護実践
- 評価

これらのステップは個人の考えをベースに、チームでより多面的で豊かなものにする

↓

- 問題発見のできる情報の共有
- 記録の工夫と活用資料作成（視覚化するなど）、データの活用
- ポラロイド写真、実物などを活用してイメージする。
- 包帯の巻き方、消毒の仕方、固定の仕方など、どんな材料を使うか、実物を見る。

スを効果的に進めるためには、
- カンファレンスの技法の習得
- 患者や家族との関係樹立
- 日常的な学習のつみ重ね

という3本の柱が欠かせない。これは、臨床に出てからのカンファレンスにも共通する。

◆学生のためのカンファレンスのポイント10項目

カンファレンスをする際、心がけることは人それぞれ。「これ！」という決められた項目をあげるのは難しい。

カンファレンス研修会のあと、学生全員に「今後カンファレンスする際にどんなことに気をつけていくか、10項目、できるだけ具体的に書いて」とお願いした。そのとき2人の学生（2年生）が書いてくれた10項目を紹介しよう。

第5章 学生のためのカンファレンスの要点

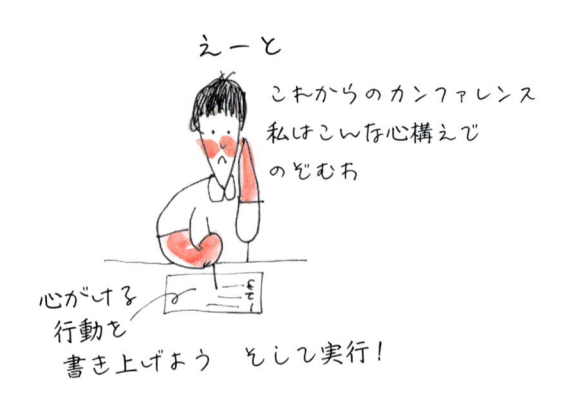

■ Aさんの考える10項目

❶何に対して話し合うのかを明確にしておくこと。メンバーがそれぞれに，何について話し合うのかわかっていなかったら，カンファレンスが意味あるものにならない。

❷メンバー全員が，患者の情報について共通理解しておくこと。受け持ち以外の患者であれば実際に患者さんに接したり，カルテを見るなりして情報を集めることが大切。

❸テーマに関する知識をもっておくこと。白血病患者の看護について話し合うのに，白血病に対する一般的な看護を知らなければ，その患者にどうすればよいのかは出てこない。

❹話し合うテーマに対する自分の意見をもっておくこと。自分の意見をもっていなければ，人の意見に流されるばかり。これだけは言いたいということを，心に決めておく。

❺言いたいことは勇気を出して言うこと。いままでのカンファレンスでは，言おうか言うまいかを頭の中で繰り返しながら，勇気がなくて言えないことが多かった。間違ってもいいから自分の意見を聞いてもらおうという姿勢でのぞみたい。

❻人の話をよく聞くこと。内職をするなどもってのほか。前の人の話を聞いていなかったばかりに，とんでもないことを言ってしまい，カンファレンスを中断させてしまうことも考えられる。

❼カンファレンス中に，メモをとらないこと。ひたすらメモをとっていると，メモをとることに集中してしまう。話し合いに集中するためにも，記録係でない限りできるだけメモをとらないよう心がけたい。

❽事前に指導者のスケジュールを確認し，カンファレンスに出席してもらえるようお願いすること。指導者の意見は貴重で，今後の看護に生かせるチャンス。必ず指導者に参加してもらい，助言をしてもらい，意味のあるカンファレンスにしたい。

❾決められた時間に遅れないこと。カンファレンスの時間は前もってわかっているのだから，それを頭に入れて行動し，時間を守る。

❿話しやすい雰囲気を大切に。固苦しい雰囲気では緊張して言いたいことも言えない。他人の意見にうなずいたりすることで，メンバー全員で楽しいカンファレンスにしていきたい。

■ Bさんの考える10項目
❶自分の意見に自信をもって発言すること。「間違っているのでは」と考えると，自分の意見は出てこない。
❷恥ずかしがらずにはっきりと言うこと。それが自信につながる。
❸相手にうまく伝えるために，わかりやすく説明すること。説明しながら言わないと，まわりの人は違った意味でとらえることがありうる。
❹人の話をよく聞くこと。相手の話をよく聞かないと，話の流れがつかめなくなるし，相手にも失礼。
❺参加しているときの態度は，真剣であること。
❻テーマに関する知識をあらかじめ学習しておくこと。十分な情報を取り入れておくこと。情報なしで患者さんのことを考えようとするのは，本当に患者さんのことを思っているとは言えない。
❼ポイントとなることは，メモをとっていく。多くの人の話を聞くと覚えきれない。最小限でよいので，メモをとる。メモはあとで見返すこともでき，とても便利。
❽司会者になったときは話を筋道立てて，進めていくこと。話の脱線は，少しぐらいはよいと思う。議題から脱線して，その脱線が盛り上がってしまう場合，「悪いですが，今回は，○○のテーマで話を進めているので，こういうことについてはどうですか？」と話題を戻す必要がある。
❾同じ人ばかり発言しないようにすること。長く話をする人へは，途中で質問を投げかけて，ほかの人の意見を聞くのもよい。
❿失敗を恐れずに，自分なりにがんばること。自分が疲れた表情を見せては，周囲の人の雰囲気を崩してしまう。集中してカンファレンスに取り組んでいきたい。

　Aさん，Bさん，それぞれが自分の考え方を書いている。自分自身の言葉で

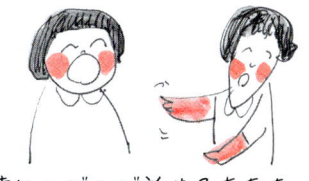

友達とのびのび話せるあなた感じ，考えたことを友達と分かち合う

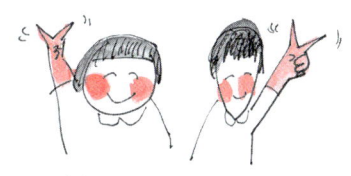

カンファレンスのコツをつかめば 大丈夫

整理すると，自分のものになる。例えば，Aさんの❼とBさんの❼ではまったく正反対。メモをしないことを心がける学生と，ポイントをメモするという学生。前者はメモすることにエネルギーを集中させるよりも，よく聞くことをめざしているし，後者は聞いたことを覚えておく道具としてメモを活用しよう，というのである。

　あなたならどうだろう。自分で10項目をあげてみて，それを実行してみよう。

　カンファレンスの原則を頭において，どう行動(実践)していくかはあなた自身にかかっている。自分で考えて行動できたときは，自分をほめてあげよう。たとえ失敗しても，行動した自分を「エライ！」とほめる。このようにすると，少しずつ上手になる。焦らずにチャレンジしてほしい。

第6章 臨床指導者・教員のためのカンファレンスの要点

　臨床実習に行くとカンファレンスはつきものなのに，学生の多くが「カンファレンスは苦手」と言う。あまり楽しい経験をしていないのだろうか。

　筆者（杉野）が正式なカンファレンスを体験したのは大学3年生のときだった。児童相談所で社会事業実習（当時）をさせてもらっていた。ある日，指導者の児童福祉司から「午後1時からケース・カンファレンスをします。ケース記録をよく読んで出席するように」と言われた。「ケース・カンファレンスってなんだろう」と思いつつ，指定された資料（警察に補導された14歳少女）を読み，席についた。「なーんだ，この子をどう処遇すれば幸せになれるのか，みんなで話し合えばいいんだ」と，特に緊張することもなく，未熟なりに感じることや考えることを何回も発言した。ソーシャル・グループ・ワークの授業で，バズ法〔→ p.160〕を教えてもらったときに「話し合いって楽しい」という体験をしていた効果が出たのだと思う。

　だから，看護学校でカンファレンス訓練を手伝うときには，学生時代の体験がよみがえり，「カンファレンスで話すことは楽しい」という，よい感じを味わってもらえるように授業を組み立てている。おもしろい，楽しいという体験をしたうえで，それに加えて知識がないと質の高い話し合いはできないということをわかってほしいので，ふだんの授業をしっかり受けること，教科書をよく読むことなどを心からすすめている。

　指導者や教員の方々には，学習を深め，臨床実習で豊かな学びを得るための道具としてカンファレンスの進め方を楽しく教えて，とお願いしたい。

学生カンファレンスの目的

　授業の一環として行われる臨床実習でのカンファレンスは，以下のように，教育・訓練や啓発を重要な目的としている。

- 特定のテーマ（教えたいこと）に関して，メンバーを啓発するために情報を与え，話し，聞き，考えるというディスカッションのプロセスのなかで，知識，コミュニケーション・スキルの獲得（デモンストレーションも含む）や態度変容，価値観の広がりなどが期待される。
- 現実の問題解決の方向を見つけ，明日のパワーとする。体験したことと，教室

で学んだことを結びつける。
- 1人の学生の体験がほかのメンバーにも共有され，一般化されていくこと（帰納的プロセス）で，仲間の事例から学んでいく。
- カンファレンスはグループ活動の一場面だが，指導者や教員が介入，援助しやすいので，個人の成長やグループの成長が促される。
- 看護技術修得の場にすることができる。
- 患者・家族・そのほかとのかかわりのなかで体験するおびえ，ゆらぎ，恐れなどのカタルシス（心の中にあるわだかまりを解消すること）ができ，自己洞察力を深めていく。

実習グループのプロセスにかかわる指導者の役割

リーダーシップをとる指導者の知識，技術がカンファレンスの質を決定するのは言うまでもない。指導者がこの場で1人ひとりの学生をよく観察して適切な介入を随時行うこと，必要なら黙って任せることなど，柔軟にその時々に必要な役割が担えることが特に大切になる。指導者は指導役であると同時に，そのカンファレンスのメンバーの1人としての役割を担うことも重要である。

その場のプロセスをキャッチし，状況に合ったリーダーシップ，メンバーシップを柔軟に発揮することが指導者に求められる。

◆学生を動機づける

学生をカンファレンスに動機づけるには，その前に看護への動機づけが必要である。①1人ひとりの学生の能力や課題に見合った患者の選択，②自己紹介に始まる患者との最初のコミュニケーション（の成功感），③指導者の適切な介入，などにより，まず患者との関係づくりをする。これがうまくいくと，
- もっとこの患者のことを知りたい，情報（身体面，心理面，社会面など）がほしい。
- この患者はどんな援助が必要だろう。どうしてほしいのだろう。
- 自分にできることはないか。こういうことをしてはどうだろうか。

などと，患者に関心を寄せて心を動かし，考えるのではないだろうか。このように感じ，考えたら，意見をもたない学生はいないはずである。

しかし，先に述べた患者とのコミュニケーションの土台がないと，カンファレンスでは患者より自分のことにエネルギーを使ってしまう。「こう言うと笑われないか」「指導者は私のことをきっと……（ネガティブな言葉が入る）と見ている」など，まわりの自分へのまなざしが気になってくる。結果，口をつぐんでしまうのである。このような学生がやっとの思いで発言したときに，肯定的に受け止める指導者は学生を動機づけることができる。

学生のなかには，考えを（頭の中で）言葉にまとめて発言する人もいれば，発言しつつ（それを自分自身で聞きながら）考え，発言を続ける人もいる。一方，考え

ているうちに発言のチャンスを逃す人も，考えたことがあっても自ら「大したことない意見だ」と否定して黙っている人もいる。教員はそれぞれのコミュニケーションのクセを把握しつつ，促したり発問していくしかない。動機づけの方法にも個々によって違う対応が必要だ。

◆看護を「見せる」プレゼンテーションを

　自分に閉じこもってしまう人の多い会議〔**クエーカーミーティング→p.94**〕が続くのも困る。パソコンや電子機器に強い現代の若者の特性を生かして，プレゼンテーション用のソフト（パワーポイント®）を使ってのカンファレンスはどうだろう。学生が自分の受け持ち患者の紹介に写真やイラストを取り入れて生き生きと発表していたら，ほかのメンバーも関心をもって見て，質問するのではないだろうか。

　1人5～7分，時間を制限して発表したあとに「もう少しほしい情報」「確かめたいこと」の話し合いを続ける。実習グループ全員の受け持ち患者がパワーポイント®で映し出されたら，耳からだけの情報を手がかりに患者をイメージするより，ずっと伝わりやすいはずだ。仲間の患者に関心を寄せられないのは，プレゼンテーションの仕方に原因があるのかもしれない。

　スクリーンに映されたものを見ながらのディスカッションだから，メンバー同士の目や表情は把握しにくいが，少なくとも発表者とほかのメンバーは向き合え

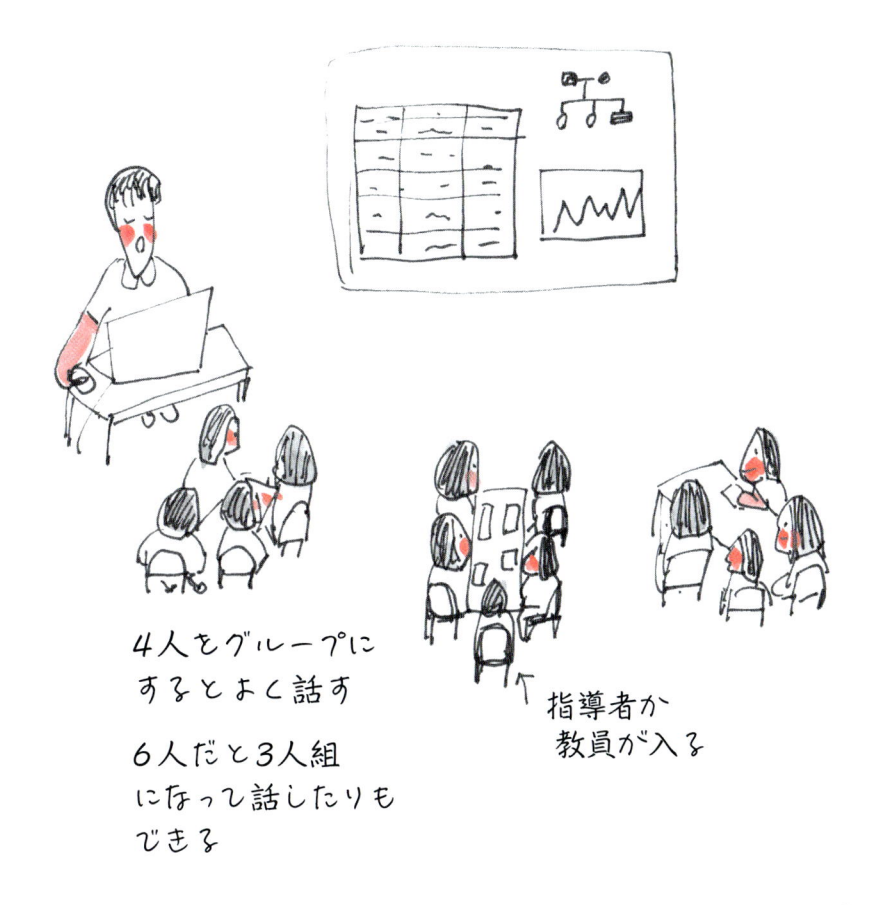

4人をグループにするとよく話す

6人だと3人組になって話したりもできる

指導者か教員が入る

る。パワーポイント®を使った発表のあとに、お互いの顔が見える座り方に直してディスカッションをして補うのもよい。

いずれにせよ、学生がカンファレンス内容に関心をもつためにはテーマの選択、進め方の工夫、効果的な発問、上手な手技を見せるなどのほかに、患者をイメージできないと話にならない。自分の受け持ち患者はもとより、ほかの学生の受け持ち患者についても全体像をとらえられる訓練が必要だ。

プレゼンテーションのあと、仲間や指導者から「よくわかるスライドだった」などと言葉をかけられたら達成感も得られ、もっとよいものをつくろうと心が動くだろう。パワーポイント®を使っての資料づくりや情報提供は、その人の看護の「見える化（可視化）」ともいえ、電子カルテ時代に対応したトレーニングにもなる。

◆**学生を観察する**

実習グループを、実習を効果的に進めるための「対人関係や相互作用を活用した学習の場」としてとらえるなら、指導者がグループ外リーダーとしてグループを援助する必要がある。

相互作用の効果としては、次のようなものがあげられる。
- 学習課題を分かち合うことでチームづくりやメンバーシップ、リーダーシップを体験する。
- 仲間への思いやりや支援し合うことを学ぶ。
- 新しい体験への動機づけ。
- 指導者による受容やフィードバック機能などを通して実習のなかで自分に足りなかったことに気づいたり、社会性を身につけていく。

指導者は「いま、ここ」のプロセスをよく見ながら（メンバー個々およびメンバー間の表情、姿勢、しぐさ、目線、声の調子などの非言語的な手がかりを見逃さないで）、発言の意味を聞き取ろう。学生同士が相互援助することや、メンバー間の緊張や葛藤を自ら解決するプロセス、各自の課題達成からくる成就感、満足感などのプラスの感情体験をさせたいものだ。これらは指導者から受け入れられている、尊重されているという温かい感情によって促進される。

このような指導者の誠実な対応や継続した支援、非審判的態度が、カンファレンスで発言する勇気や自信につながる。だからこそ指導者には、カンファレンスの場だけの介入や援助と考えず、実習グループが実習場に到着したときから学生1人ひとりの名前を覚えて、グループ活動を側面から支援する役割も果たしてほしい。また、カンファレンスは学生間の人間関係やリーダーシップを誰が発揮しているかなど、学生個人の特性を理解するよい機会となる。

そのためには、カンファレンス開始時間直前に席につくのではなく、学生より早く部屋に入り、一番早くにきた学生とおしゃべりを始めることだ。そして誰が口火を切るか、発言数の多い人、少ない人、グループから浮いている人はいないかなど、メンバーの行動を観察することが大切である。この情報は学生カンファ

レンスに介入するときの手がかりとなる。

◆発言に注意し，柔軟に対応しよう

　学生の発言内容にも注意しよう。発言数が多いからといって，必ずしもよい学びになるとは限らない。メンバーの表情や参加の仕方を見ていて，発問したり(個人を指名するか，グループ全体に向けるかの工夫もいる)，待ったり，タイミングよく自分の意見を言う必要がある。

　心の中には「アレッ」「オヤッ」といったスッキリしない問題があるのに，「質問はないですか」と聞いても言葉にならず，「指されたらどうしよう」とうつむき口を閉ざす学生を前にして，経験の少ない指導者が途方にくれることはよくあることだ。

　学生の「このスッキリしないことがある」，しかし言葉になっていないという状況を大切にしよう。モヤモヤ漠然としているけれど，こんなときこそ，心が確かに動き始めている。表情や視線，姿勢などをよく見ていると，それがわかる。静かに様子を見つつ待とう。目が合ったら，こちらから「話して」と目で促そう。

　さらに待っても口が閉じられたままなら，「いま，言いたそうね，聞かせて」「いま，あなたのなかにある思いを話して」などと言葉で促す。あるいはもっと具体的な発問をする。そして，その学生から目を離さないで，黙ってしばらく待つ。

　疑問はあるが，質問はない，つまりモヤモヤと心に引っかかっている(疑問はある)，けれど，言葉にできない(質問はない)，このような場面に，指導者は敏感でありたい。指導者の行動の手がかりとなる"SOUL"という言葉がある。S(silent)黙って，O(observation)見て，U(understand)理解し，L(listen)耳を傾ける，の4つの行動を順に示している。このように指導者が行動すれば，学生は安心して口を開く。学生がやっとの思いで言葉にしたら，「そうね」「なるほど」「うんうん」と肯定的，支援的にサポートする。きっかけができれば，学生の問題意識(問題への気づき)を発問によって広げ，そこに焦点を当てたり，盲点に気づくように言語化を促していく。

　次のステップでは，明確になった課題を達成する方法を見出すためのアイデアを出すようにはたらきかける。「アッ！」という表情をしたときは，頭の中にライトが灯った気分で目の前が明るくなり，道筋を見つけたのだ。このような学生は課題に動機づけられ活気づいていく。

　カンファレンスの場をグループ活動の1つとしてとらえると，普段のかかわりを変える必要はない。カンファレンスで学生から質問が出ない，どうしたらよいだろう，と考えるよりも，指導者から発問して確かめることだ。学生に考えさせる発問こそ，指導者がするべきことだ。「よいところに気がつきましたね。そのあなたの考えを裏づけるデータは何ですか」「患者さんは自分の病気をどう受け止めておられるの」「入院してからのAさんにとってイライラしている原因は何でしょうね。あなたの推測を話してみて」など。

　カンファレンス終了後，その学生に1対1でかかわるかどうかも，指導者がそ

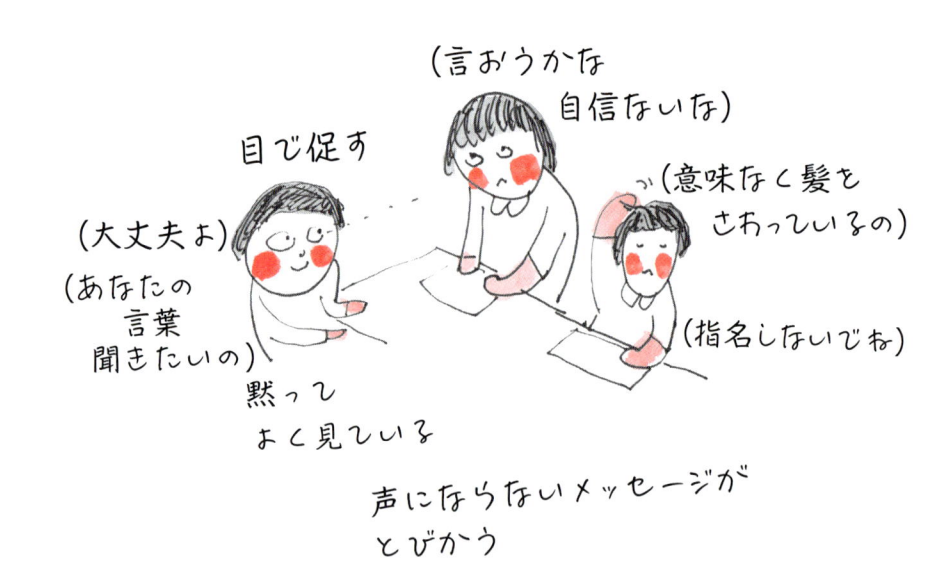

の時々に，場の状況を把握して柔軟に行動すればよい．

◆指導者は学生のモデルになろう

「患者との関係づくり」を学ぶためにカンファレンスにかける方法もあるが，学生は昼休みなどのほんのちょっとした指導者とのかかわりのなかで，人間関係の現実を学ぶことも多い．学生の1人が拒否的あるいは攻撃的な行動をとったとしても，指導者がきちんと受け止めていく姿を見せれば，ほかの学生はそこから受容，傾聴，共感性などを学び，それを患者との関係のなかへ置きかえていくことができる．つまり，指導者はしばしば学生のモデルになるのである．

カンファレンスを集団活動の現実の場ととらえ，ここでも指導者が，リーダー，メンバーとしてのモデルを示したいものである．学生は観察学習（モデリング）をしている．

指導者がオープンに，誘導的ではなく，本当に知りたいことを「教えて」と発言したり，患者の状況を確かめるなどメンバーとして行動すると，学生はモデルにしやすい．

◆指導者も素直に，肯定的に反応しよう

「いま，何が気がかりか，それをあなたの言葉で話してください」「○○さん，何か考えていることがあるのですか．聞かせて」．

このような発言が指導者自身の，聞きたい，知りたいという率直な思いから出ていれば，それでよい．基本的には指導者から折にふれ，日常的に声かけをしたり，肯定的なストローク[注1]をしておくと，学生との関係ができているから，学

注1) TA（Transactional Analysis：交流分析）の理論でいう，存在認知したという刺激

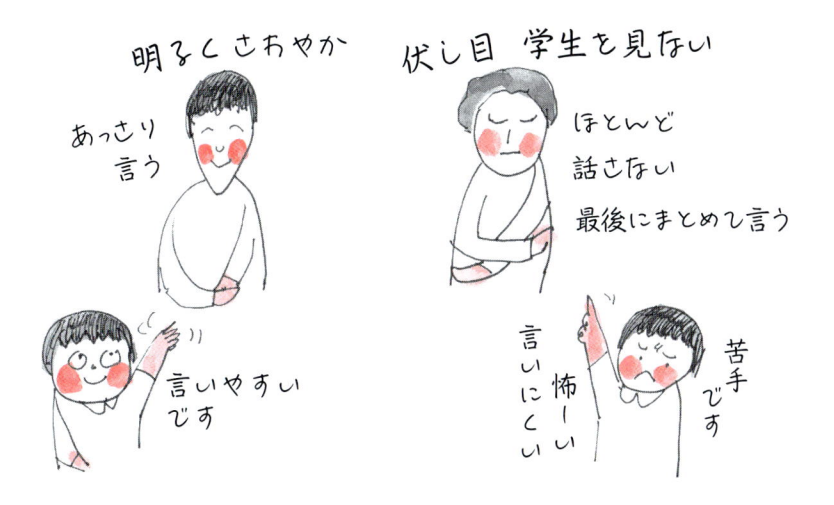

明るくさわやか　　伏し目　学生を見ない

あっさり言う

ほとんど話さない
最後にまとめて言う

言いやすいです

怖い
言いにくい

苦手です

生は聞いてみよう，話してみようと胸の内を指導者に分かち始める。

　指導者が自分では気づかずに批判的な表現や口調になると，学生は拒否されたと感じてエネルギーを出しにくくなり，落ち込んだり，自信を喪失したりする。

　学生自身に原因があることもよくある。「これ，どうなっているの？」と指導者が単に患者の状況を確かめただけなのに，「このことを調べなかったでしょ。ダメじゃないの」と指導者の発言を否定的に受け止めるタイプ（認知スタイル）の学生の場合だ。非難されたと感じるから，自分の内にこもってしまったり，言いわけをしたり，指導者が疑問に思うような反応を示すことがある。学生自身が自分の認知スタイルに気づいていないのだ。できるだけ肯定的なストローク，肯定的なフィードバックをすると，学生はリラックスし，自分を受け入れやすくなる。

　指導者自身が学生を操作したい，コントロールしたいという欲求に気づいていなかったり，学生からのメッセージを非難された，否定された，批判されたと感じる，指導者のネガティブな反応に学生は敏感だ。そして，次から用心して発言に気を遣うようになるだろう。相手の話に耳を傾け，お互いの感情やこの場の雰囲気に気づいておくことだ。

　指導者がメンバー1人ひとりの個性（認知スタイル，コミュニケーションのクセ，傷つきやすさなど）を理解したいと願っていると，学習のチャンスにも敏感になるだろう。指導者として，「いまが出番だ」と感じたら，発言したり介入したりすればよい。

　指導者が緊張していると，学生も緊張しやすい。カンファレンスの一メンバーとして指導者がリラックスして参加していると，学生も好影響を受ける。

　学生が司会をしながらのびのびと仲間や指導者とカンファレンスできるように，指導者がメンバーの一員になったり，助言者になったり，柔軟に行動しているグループは活気がある。ところが，司会の学生がやっきになっているのに，仲間の学生に元気がなく積極的にならないグループは，指導者の表情が硬く，相づちを打ったりうなずいたりという反応も少なく，学生の言葉を引き出そうとしていないことが多い。だから，このような沈黙しがちな指導者がカンファレンスの

第6章 臨床指導者・教員のためのカンファレンスの要点

場にいると，学生は重い雰囲気を感じて発言するのをためらってしまう。指導者が明るく，さわやかであってほしい。伏し目はダメ。無表情はもっとダメ。

「あなたの考えを聞かせて」「患者さんにしてあげたいことがあるのでしょう。どんなこと？」と，アイコンタクトでも優しく促されると，学生は口を開きやすい。促したら，指導者は口を閉じて待つこと。やっとの思いで学生が口を開いたら，「ああ，そうなの」「うんうん」など，肯定的な言葉，口調で反応を返してほしい。

◆臨機応変の判断を

「指導者や師長さんが同席されると，言葉遣いをていねいになどと気を遣うあまり，ものが言えなくなってしまう」「発言をしているうち，自分でも何を言っているのかわからなくなったり，いつの間にか話がずれていくことがある。このようなとき，指導者にまとめて言いなさいと注意されるので，よけい発言をためらってしまう」「議題に何を出していいかわからない」など，学生がカンファレンスの席についたときに困ったり悩んだり，果てはカンファレンス・アレルギーを引き起こしたりする状況がよくあるようだ。

【クリティカルシンキング】

ウルリッチとグレンドンによれば，教員は「学生に情報の範囲を教えるだけでなく，考え方や問題解決の仕方を教える義務があることを感じる必要がある」ことから，クリティカルシンキングができるよう学生を導くこと，そのための「考えることを教える方法がある」[1]という。

クリティカルシンキングとは，論理的に考えていくということ。H・ゼルコは論理的な思考力にも感情や偏見がからむことについてふれつつ，「論理的思考を構成する基本的要素は，"ある考え方に対するしっかりした推論"と"正しい証拠ないし支持"である」[2]と述べている。

1) D・ウルリッチほか：看護教育におけるグループ学習のすすめ方，高島尚美(訳)，2-4，医学書院，2002．
2) H. P. ゼルコ：会議，村上元彦(訳)，56-57，日本生産性本部，1971．

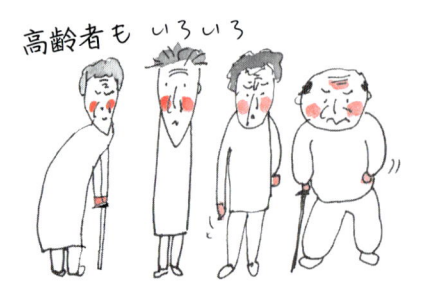

原因として上記の発言のような側面もずいぶんあるが，議題を討論していくときに知識不足，情報不足，判断間違い，人間を見る目が狭い，などから発言に限界があり，結局口をつぐんでしまうことも多い。発言をしたくても言うべき事柄が思い浮ばない，というのが学生の現実と思う。

　このことはやむをえないことでもある。学生たちはそのために学んでいる途上なのだから，自分や仲間の受け持ち患者を通して1例ずつ学習の成果を積み上げていくしかない。どのようなときに，何をどのように教えていくのか，つまるところ指導者の力量にかかってくる。カンファレンスの場でも，教えるためにどの程度発言するのか，黙って学生の考えを待つのはどこか，といった指導者の判断が大切になってくる。

◆授業での学びをすぐに生かす

　カンファレンスは，「授業で教えてきたことがどのように実習場で活用されているかがあらわになる場」といえる。だから，カンファレンスを理論と実践が統合される場としてとらえ，授業で学習された理論の枠組みをどんどん使っていくことが大切である。

- 理論は何を使ってもよいが，使いこなせることが大切だ。どの理論を使うのか，対象者や事例の展開によって違うのは当然のことだ。一度に「あれも，これも」は，学生には無理である。
- どういう項目で情報を得るのか，さらに気になるところは何か？　もっとほしい情報は？　不足しているデータに気づくことがアセスメントの第1歩であろう。老年看護と未熟児の看護ではほしい情報が違うのだから，情報収集の枠組みを決めておくとよい。
- 患者を見るときにこんなことにも注目して見てみよう，と視点を広げていこう。
- この患者を楽にするのにどんなケアをしていったらよいのか，考えていく。
- 他職種との共同問題はないか。

　このように考える指導者や教員は学生にカンファレンスの席上，どんどん教科書を開くようすすめるし，文献，写真，スライド，ビデオや現物を見せるなどの工夫もしている。また，パワーポイント®で資料をつくり，映像を使ってカンファレンスをすれば，学生の興味をひくことができるだろう。ツールとして活用したい。

指導者の参加の仕方

　カンファレンスには，指導者はどんな役割で参加したらよいか，考えてみよう。

第6章 臨床指導者・教員のためのカンファレンスの要点

指導者は七変化！

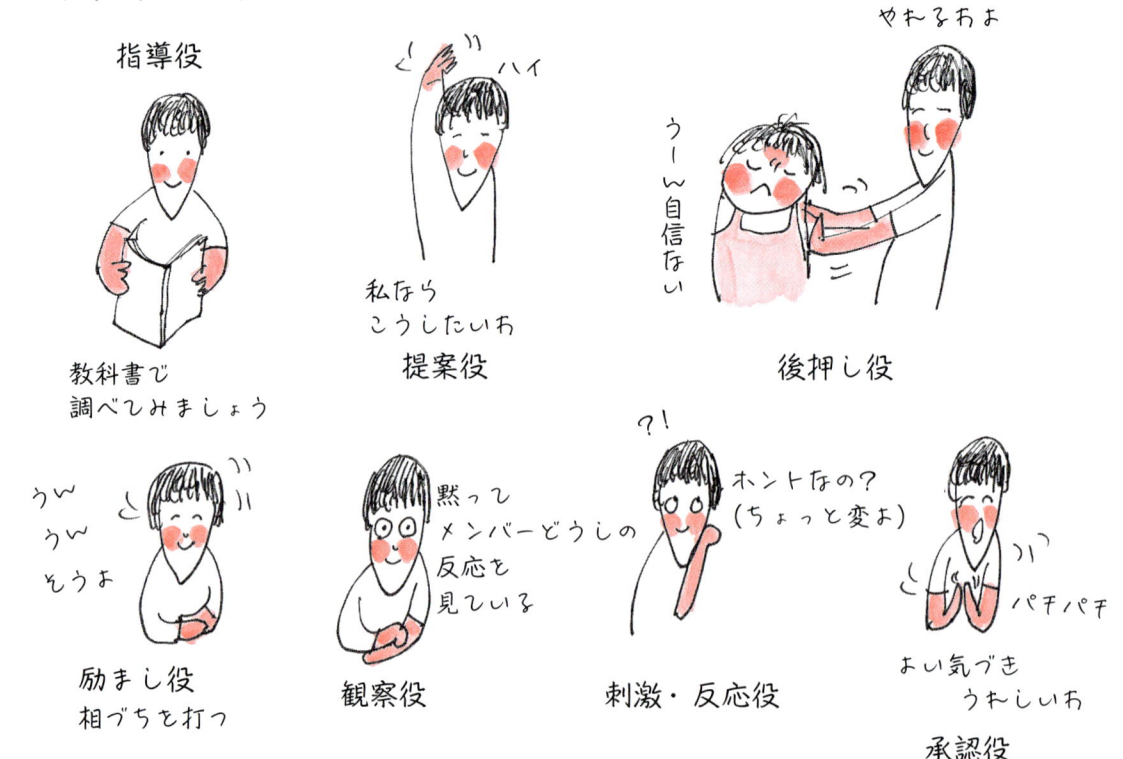

指導役 — 教科書で調べてみましょう

提案役 — 私ならこうしたいわ

後押し役 — やれるわよ／うー〜自信ない

励まし役 相づちを打つ — う〜ん そうよ

観察役 — 黙ってメンバーどうしの反応を見ている

刺激・反応役 — ホントなの？（ちょっと変よ）

承認役 — パチパチ よい気づき うれしいわ

◆臨床実習の指導役

　必要に応じて助言し，質問によって情報を得たり，質問によって学生の気づきを促す。質問に対する学生の反応もさまざまである。1つの例を見てみよう。

教員：「熱の変化はどうなっていますか？」

A 学生：「しまった。熱のことをチェックしてなかった」（情報収集のポイントやデータ不足に気づく）。

B 学生：「この熱は昨夜から出始め，下がっていません」（情報を分かち合う）。

C 学生：（心の中で）「やっぱり。私も熱のことがポイントと思っていた」（同意見に安心したり，自信を得る）。

D 学生：「熱って何のことだろう？ わかんなーい」（この学生の表情などから，理解できていない点がわかる）。

◆メンバーの1人として参加

　指導者は自分の発言したいことを，この場をよく見ていて自由にタイミングよく発言する。まとめて最後に話すよりも，学生たちの発言をよく聞いていて反応したり，疑問を提出したり，気づきを促すための質問をする，といったメンバーシップが発揮できること。そのためには明確で簡潔な発言をして，学生の発言を

促すようにしよう。

◆グループ活動の推進役

　学生たちがチームとしてまとまっているか，グループのお荷物になっていたり，孤立している学生はいないか，よく観察しよう。1対1の指導や助言の必要な人はいないか。グループへの参加の仕方を見ておいてフィードバックすること。特に，学生のよい気づきを的確にフォローし，フィードバックしていくことが，指導者には求められる。

　学生は柔軟な心をもっている。そして，時々よい気づきをする。あとは実践につながるように，その気づきを強化してあげたい。気づいても実践しなければ変化は起こらない。学生が行動したときは「やれたよ」「できていますよ」とフィードバックしてほしい。気づきを実践し，自らスキルを高めていくのにはフォローが不可欠である。

沈黙のタイプと対策

◆なぜ学生は黙ってしまうのか

　学生が発言しない，カンファレンスが沈滞ムードになってしまうなどの感想を多くの指導者から聞く。指導者は学生に，話し合いの技法を身につけることと身につけた技法を使って意味のある話し合いをすることの両方が必要だということを，教えなければならない。基盤になるのは学生1人ひとりのコミュニケーション・スキルである。その学生がどんなコミュニケーション上のつまずきをもっているか，理解して助言したい。

　「私は話し合いと聞くと，重苦しい気持ちになっていた。なぜおもしろくないのかと考えると，何も発言していないから。言わないと自分の話し合いという気がしない。頭ではわかっていたが，自分は話すのがうまくないのと，自分の意見に自信がもてないため，黙っていた。またそんなときは，誰かが言ってくれるのを待っていた」という学生がいた。

　発言しない学生の心も動いている。「きっと自分の意見は大したことない」「言っても笑われるか，無反応がオチだ」と先回りして，無意識のうちによくないイメージをふくらませている。言いたいと動く心を，言ってもダメと批判する心が抑えたり，心の中で空回りして無駄なエネルギーを使っている。沈黙に出会ったときも，心がさまざまなマイナスの動きをしている，と考えてかかろう。

◆沈黙のタイプ

　沈黙にはさまざまなタイプがある。対策とともに紹介していこう。
❶考えているときの沈黙
→対策：ひたすら待とう。聞かせてという雰囲気をただよわせて黙って待つ。口

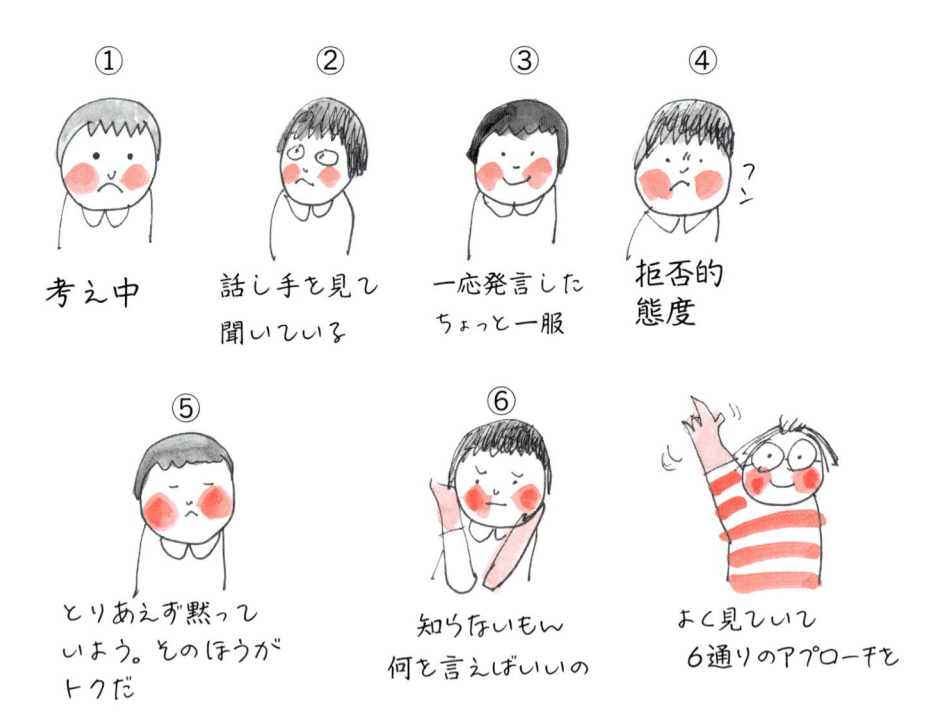

第6章 臨床指導者・教員のためのカンファレンスの要点

① 考え中
② 話し手を見て聞いている
③ 一応発言したちょっと一服
④ 拒否的態度
⑤ とりあえず黙っていよう。そのほうがトクだ
⑥ 知らないもん〜 何を言えばいいの

よく見ていて6通りのアプローチを

をはさまない。新しい問いかけをしない。

❷**意見を言うのをとりあえず保留して，他人の意見を聞こうとしている沈黙**

→対策：表情，視線の行方(話し手に向いているか)，身体的に発しているメッセージをよく観察し，とりあえず待ってみる。そのうえで「いまの考えに賛成？ 反対？」「違う意見を聞かせて」「あなたならどうしたい？」など，答えやすい具体的な表現で質問する。発言があれば受容し，相づちを打つ。「あっ，そうだね」「そういう考え方も大切ね」などと支援的，支持的な反応を返すこと。

❸**話の区切りで小休止している沈黙（思考中止状態）**

→対策：様子を見て放っておく。

❹**拒否的な沈黙**—指導者が一方的に自分の意見を押しつけていると感じていたり，しゃべりすぎるのに抵抗や嫌悪を感じている，どうせ発言しても受け入れてもらえない，テーマが気に入らないなど

→対策：指導者が口を閉じる。長々と話さない。話すときはポイントを1回に1つぐらいに絞って，あれもこれもと欲ばらない。「あなたはこんな経験ありませんか」などと，テーマをその人の関心のある方向で問いかける。

❺**依存的な沈黙**—どうせ私の意見なんか大したことない，黙っているほうが傷つかない。言うと突っ込まれるから，この場では黙っていて無難に過ごそうなど

→対策：待ちながら観察。「あなたの患者さんの場合，どうしていますか」など具体的に答えやすい質問をする。発言があれば感謝やねぎらい，支持的言葉を返す。さらに「それで？」とか「それからどうしたの？」「患者さんの反応はどうでしたか？」などと開かれた質問をしていく。

❻**議題に無関心，議題に対して何を言ったらよいかがわからない沈黙**

→対策：次のような問いかけや質問をして介入していく。
- 「学生の立場からこの患者を見た意見を聞かせてください」「このことで確かめたいこと，もっとほしい情報があれば聞いてください」など。指名してもよいが，「何かありませんか」よりも「足りないデータは何でしょう」「確かめたい点をあげてください」などと具体的な問いかけをする。
- 「とりあえずよく聞いて，理解できないときは確かめることよ」などと参加の技術を訓練しておく。
- 参加者にとって共通の関心のある議題となるように，指導者の介入が必要なこともある。「あなたの経験を聞かせて」「あなたは本をよく読んでいるけど，このような事例を読んだことない？」。

カンファレンス導入のヒント

　カンファレンスをどう進めていったらよいのか，何について話し合うのか，よくわからないまま司会に指名されることは，誰もが逃れたいと思う状況である。いつ指名されるのか，ビクビク，ドキドキしてしまう。また，そのようなカンファレンスは参加者にとってもおもしろいものであるはずがない。これがカンファレンス嫌いの一因になることもある。

　対策の1つとしては，チャンスをみてカンファレンスのトレーニングを計画することだろう。

◆カンファレンスのトレーニングの進め方

　実際に，学生にカンファレンスを指導するにはどのような進め方がよいか，具体的に述べてみよう。まず，カンファレンスの進め方（表6-1）を学生に教えること。方法を知らなければよいカンファレンスはできない。

　まず，バズ法〔→p.160〕を教えるとよい。2人，3人で話すなどの方法〔相互助言討議→p.162〕も効果的。その導入方法として，例えば，入学後のクラスづくりを兼ねて次のような展開ができる。

❶A，Bで2人組をつくる。Aが「私ってこんな人間なんです」とBに話す。BはAを理解しようという姿勢で話をよく聞く。5分くらいたったら交代する。

表6-1　カンファレンスの進め方のトレーニング・プログラム

1	なぜカンファレンスのトレーニングをするのか（オリエンテーション・目的）
2	「カンファレンス」の言葉の説明（よい参加とは，役割，リーダーシップ，メンバーシップ，時間管理，コミュニケーション，場所）
3	グループの説明（「グループで学ぶこと」と「グループを学ぶこと」の違い）
4	演習をする（2人，3人，6人を上限に，違うメンバーとのかかわり，自己のコミュニケーションのクセ，カンファレンスで困ることを学ぶ）
5	カンファレンスの技法を練習する（バズ法，ブレーンストーミング，ロールプレイングなど）

第6章 臨床指導者・教員のためのカンファレンスの要点

このあと，お互いに気づいたことなどを話し合う。

❷ A，B，Cで3人組をつくる。AがBに「私がこの学校を選んだ理由」を話す。BはAの思いを理解する心づもりでよく話を聞く。Cは2人のやりとりを観察し，そのあとで話し方や聞き方のクセ，やりとりのなかで問題はなかったかなど，A，B2人にフィードバックする。交替でこれを行い，最後に3人でコミュニケーションのとり方について気づいたことや，いまの経験をふり返って話し合う。

❸ 6人組をつくる。まず記録係を決める。記録係が司会者を指名する。教員がバズ法のルールで「学校生活を始めるに当たり，心配なこと，気がかり，確かめたいこと」を議題に15分間話し合うよう指示する。15分経ったらストップをかけ，記録係はメモを発表する。

❹ 6人組でさらに15分間話し合う。第1回目の司会者が今回の司会者と記録係を指名する。教員は司会者の仕事を説明する（例えば，p.138の「内気な司会者のための10か条」を使うのもよい）。その後，15分間カンファレンスを行う。議題は「どんなクラスにしたいか。そのために自分はどんな行動をとるか」などである。

❺ 話し合ったことを記録係が発表する。教員は肯定的な反応を返しつつ，必要ならポイントをホワイトボードに書き，クラス内やお互いのルールづくりをするように助言するのもよい。

❻ このあとはクラス委員の選出など，クラス会議に展開してもよいし，今日の2人，3人，6人とカンファレンスしたときに気づいたことを話し合うのもよい。

バズ法　buzz session

バズ法（ワイワイガヤガヤ討議・ブンブン討議）とは，大人数では話しにくいとき，いくつかの小グループに分かれて同じ場所で同時に話し合いをする技法のことである。そのときのワイワイガヤガヤが，ちょうど，蜂の羽音のブーン（buzz）という音に似ているところから名づけられた。6人が6分間話し合うという，J.D.フィリップスの6・6法が有名。人数や時間にこだわらなくてもよい。

しかし，2，3人だと情報量が少なくなり，8人以上だと発言する人としない人の差が大きくなることがある。お互いの距離を考えながら，1つのテーブルを4～6人くらいで囲んで行うと効果的。講演や講義のあと，討論して講義内容を深めるのに最適の方法である。あらかじめ小グループでセットしておくときと，講義形式のフォーメーションから小グループへ移行していくときがある。講義形式のまま両隣の2，3人で話し合う方法も簡単で有効である。

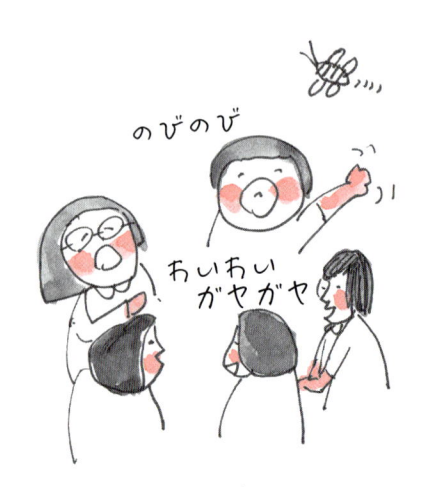

のびのび
わいわいがやがや

本来，学生得意のやり方「いつもどおり」をカンファレンスの場へ

◆いつ，カンファレンスの訓練をするか

では，いつ，学生にカンファレンスについて教えたらよいのだろうか。技法を教えるのは，できれば入学時のクラスづくりをねらいにしたカンファレンスを実践しながら，運営の技術を同時に教えていくのがよい。

筆者（杉野）がかつて講義のチャンスを与えてもらっていた2校について報告したい。

事例8　学生と教員のコミュニケーションをはかるプログラム

大阪医科大学附属看護学校（2012年に閉校）の事例。対象は新入生。4月の入学式から日をおかずに2クラス合同（学生80名，教員16名）で新入生オリエンテーション研修としてカンファレンスを行う。

研修テーマは「人間関係能力の向上─よいクラスをつくるために」。入学直後で緊張している学生たちが，学生同士，学生と教員のコミュニケーションをはかることがねらい。教員もメンバーの一員として3時間のプログラムに参加する。

2人組，3人組，6人組などメンバーの顔ぶれと人数を変えて自己紹介から始めて，コミュニケーションの体験を重ねていく。テーマは「この学校を選んだわけ」「悩みを打ち明ける人はいるか」など。教員はメンバーやグループの行動をよく観察し，フィードバックしたり，小講義を入れていく。教員自身が忘れられない患者のこと，ナースになった理由なども織り交ぜる。そのとき，学生たちは身を乗り出して聞き入っている。

大阪医科大学附属看護学校のこの研修では，学生と教員，学生同士のかかわりの場をもつことで，❶入学直後の緊張の緩和，❷教員の学生理解と学生同士の人間関係づくり，❸カンファレンスのスキルを身につける，という一石三鳥の効果がねらえる。

また，教員だけでなく副学校長はじめ教員全員が学生とよい関係をつくろう，学生を理解し自分のことも理解してもらいたいという姿勢でかかわっている。時間の許す限り学校長（医師）も参加する。

いつも自分のそばにいてくれる人として教員を感じることは，ナースを目指す若い人にとってとても大切だと思う。いずれ自分が患者のそばにいる人になるのだから。

事例9　実習前のコミュニケーション訓練

国立病院機構横浜医療センター附属横浜看護学校の事例。1年生の終わり（3月）に，5日間の実習終了後，特別講義としてカンファレンスやグループワーク

# 第6章 臨床指導者・教員のためのカンファレンスの要点

の進め方の基本を学ぶ。本格的に実習が始まる前のウォーミングアップとして計画された。

基礎看護学実習で初めて患者に対応し，当初のぎこちない関係から何とかコミュニケーションがとれるようになった時期の学生が対象。臨床実習指導者も2～3名参加する。

この特別講義は，「グループワークの基本について」の理解を通して，"主体的に学べる"，また"興味，関心を自分で見つけ発展させていける"や"誰に対しても心を開き，対人関係をつくっていける"人材の育成を目的として組まれている。

基本的に，患者のことに心が向かい，話し合えることに力点をおいて進める。最初に，「このクラスでいままで話す機会の少なかった人，よく知らない人」と1対1でコミュニケーションをとることから始める。ここでは患者との身体的距離についての体験学習，自己開示などで新しい人間関係を体験する。

次に，実習時のグループの人数でカンファレンスを中心にした授業を組み立てる。

学生のカンファレンスやグループワークに臨床指導者が参加すると，カンファレンスが指導者と学生の「いま，ここ」の人間関係が現出し，学生を刺激してくれる。また，学生は実習前に指導者と人間関係をつくることから体験できる。先輩ナースの価値観も聞け，カンファレンスの演習のテーマもいっそう広がる。何よりも学生が指導者に心の壁をつくらないよう，両者の関係づくりをフォローすることができる。

相互助言討議　three genius system

三賢者会議，文殊（もんじゅ）会議ともいわれる。Aさん，Bさん，Cさんの3人で話し合う。Aさんが自分の課題を話し，Bさん，CさんはAさんのために情報を提供したり助言をしたりする。Aさんの時間が終わると，次にBさんが自分の課題を話し，Aさん，Cさんが助言する。

1人5～10分間をあてる。お互いの課題と役割が違っている場合，ほかの人が異質情報や違った観点から助言してくれると，ハッと気づくこともある。助言を活用するかどうかは，当事者が考え，決めればよい。他人の課題をよく聞き，相手の立場に立って考える訓練になる。

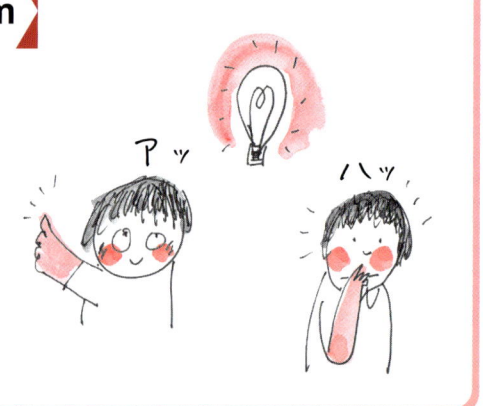

臨床実習カンファレンスの進め方

◆臨床実習カンファレンスの展開

臨床実習カンファレンスの展開のパターンとして，表6-2，表6-3のようなものがある。

◆指導者の役割

臨床実習中の指導者の役割について，ある事例を用いて考えてみよう。

事例10　あなたならどう指導・助言しますか

ある学生が30歳代の男性患者を受け持った。手術前ではあるが，日常生活は自立している。

肩まである長髪を洗髪後，「いつも妻にドライヤーで乾かしてもらっていたので，同じようにしてほしい」と求めた。学生は，患者は手術前とはいえ元気だし，自分でできるだろうと考え，「ご自分でなさってください」と患者に言った。ところが患者は，「見習いナースなんだからやってくれてもいいじゃないか。これも患者へのサービスだろう」と言った。

とりあえずその場は応じたものの，疑問が残ったのでスタッフナースに自分の考えを述べたところ，「うるさい人だし，やってあげたら」「その人の生活習慣だから，受け入れてあげたら」と言われた。

サービスって何だろう。ここまでする必要があるのだろうか。そこで学生カンファレンスに教員も加わってもらい，それぞれがどう考えるのかを知ろうとした。

普段から価値観や信念をはっきり伝えるA教員は「私なら患者さんに『自分でおできになるから，おやりくださいませんか』とお願いするわ」と言った。

B教員は「親切にしないといけないことと，それは私の仕事じゃないと伝えることの両方が必要よ。伝え方によってはトラブルになりやすいから，患者さんとの間にしっかりした関係づくりが必要ね。その人を受け入れるけれど，行動を変えてもらうよう，はたらきかけるということ」と自分の考えを述べた。

この事例で，学生は指導者に看護職としての価値観を問うている。指導者の答える内容を批判したり，同意したり，反発したり，新鮮な思いで聞いたり，学生1人ひとりの価値観，ものを見る枠組みを通して受け止め，自己のものにしていくだろう。

あなたがこの教員なら，このカンファレンスで学生に何を学んでもらいたいだろうか。何に焦点を当ててカンファレンスを進めるだろうか。

この例では，教員は「自己主張（アサーティブネス）」のトレーニングを行うこと

第6章 臨床指導者・教員のためのカンファレンスの要点

表6-2 学生カンファレンスの基本的な展開（指導者が司会をする場合）

展開	指導者の言動や留意点
・ゴールに向ってメンバーの関心を高め議題へ動機づける。	・テーマのねらい，カンファレンスする意義について説明する。学生が自由に発言してもよいという雰囲気を感じるよう配慮をする。
・情報を引き出す。 ・原則を押さえる。	・関連する領域で話しやすい課題を投げかけ，学生の知識や情報，事実，経験を引き出す。指導者は必要なら資料や教科書を提示し，概念，原則を確認する。そのために発問する。具体例，ロールプレイング，現物を見せる，デモンストレーションなどの手段を用いて，原理原則を押さえ，価値観の拡大，看護職としての態度の醸成をはかる。
・発問し，認知の広がりや気づきを促す。理解度を確認する。	・メンバーの表情やしぐさを観察しながら発言を促し，メンバーの理解度を確かめる。気づきのある発言には肯定的な反応を返す。グループが理解したことをフィードバックする。
・このカンファレンスで学習したことを今後につなぐ（まとめ）。	・フォローの必要性を確かめ，必要ならポイントを押さえる。

表6-3 学生のケースを通しての展開

展開	司会者や指導者の言動
・カンファレンスのねらい，議題，時間配分を説明する。	・学生が司会をするとき，指導者は司会者と事例提供者に準備ができているか，配られた資料は読んできたか，必要な文献などは整っているか，事前に確かめ助言する。
・ケースの説明（提出者が事例を手短かに説明する。資料を全部読み上げる必要はない）。	・メンバーの表情や行動，ケースのアウトラインが頭に入っているかなどをしっかり観察して，事例への感情的没入度をキャッチする。
・事例提供者が何を取り上げてほしいか，どこが困っているかを述べ，メンバーは何を話し合えばよいか理解する。「確かめておきたいことや質問はありませんか」「もっとほしい情報は？」。	・事例の問題点がメンバーに共有されたかを確かめる。メンバーが質問することで提供者は不足している情報に気づいたかをキャッチする。写真や文献の活用を促し，事例提供者の思いの明確化を助ける。
・データベースの確認，補充を行い，患者像を一致させる。	・不足している情報を集めるのに，教室ですでに学習している理論の枠組みを活用する。メンバーが自分の言葉で自分の見方を述べるのを支援し，肯定的な相づちや視線を送る。
・看護上の問題を明確にする（看護上の問題の分析，原因追求）。	・メンバーから諸事実，問題の影響などを考えられるだけ引き出す。このとき，5W1Hで発問する。こういうことかもしれない，と事実から推測して話すと原因追求しやすい。
・解決策のアイデアを求める。	・数分間，ブレーンストーミングをするのもよい。自由奔放に創造的思考をするように促す。視覚的材料（器具，写真，ビデオなど）や指導者の経験を話すなど，刺激を与える。
・解決策の案の中から，現在考えうる最善のものを選び出す。	・大いに批判を加え，分析し，評価して決定するよう励ます。安易な採択や強い発言にグループが引きずられていたら，引き戻す。わざと反対意見を述べてみることもある。グループが理解し合意したか，事例提供者は理解し合意したかを確かめる。
・行動計画を検討する。	・事例提供者に「どうしたいですか，何から始めますか」と問いかける。したいことが出れば検討し，その行動が妥当か，新しい問題を生まないかなど，ほかのメンバーの助言を求める。行動の手順を検討し，グループが援助すべきことや援助できることはないかを話し合う。行動計画を事例提供者が整理する。あるいは，宿題にして次回報告，または個別指導へつなぐ。
・まとめとふり返り。事例提供者に疑問は解けたか，スッキリしたか，学びがあったかを確かめる。	・この事例のポイントや気づいたことは何か，自分のケースに置きかえることはできないかなどを考える。一般化して，教科書や文献と照らし合わせる。このカンファレンスがこの場のメンバー全員に何らかのプラスになったかを確かめる。

ができる。ロールプレイングにより，自己主張のトレーニングを「いまここで，やってみる」という展開も可能だ。

また，「患者の自立」をテーマにしても広げていけるだろう。「自立」とはどういうことか，学生の考えを引き出すカンファレンスもおもしろい。このことは，B教員の「親切にすることと，それは私の仕事じゃないと伝えること」，すなわち「プロの責任とは」に展開し，学生に「専門職とは何か」や「職業観」を問うこともできる。「患者とナースの関係樹立」，あるいは「ナースとして信頼されるということ」「受容とはどういうことか」や「役割理論」にも展開できる。

いま，このとき，目の前にいる学生たちの思い，学習意欲のレベルなどを察知しながら自在にかかわり，学生たちの感情や意見を引き出していくことこそ，指導者の役割である。

カンファレンスのなかでロールプレイングを使う

ある学生A(3年課程の3年生)が，次のような事例を提供してくれた。学生Bのケースをカンファレンスにかけ，Aが司会をしたが，うまく議論が深まらなかったという事例である。

事例11

患者からの問いに，どう答えればよいのだろう？

学生Bの受け持ち患者は72歳の女性。肺炎。状態が落ち着き，退院も近いと考えられた。しかし，退院すれば1人暮らしで高齢でもあったので，退院後の生活に不安をもっていた。

学生Bは，患者から退院後の生活について「老人ホームに入ったほうがよいか，1人でいまのまま暮らしたほうがよいか」と聞かれ，答えに困った。このようなときの応対はどうすべきだろうと考え，カンファレンスのテーマとして提出した。

学生Aが司会となり，カンファレンスを行った。Aはグループの1人ひとりから，自分だったらどう答えたかについて意見を出してもらった。自分の率直な意見(例えば，1人で暮らすのは難しいでしょうね，など)を言ってよいものかで迷うが，出席者からは「自分の率直な意見を言う」という意見が多かったため，きっと誰もが自分の率直な意見を言うだろう，と結論を出した。しかし，指導者からは「同じように病名や治療のことで意見を求められることがあっても，自分の意見は言わないほうがよい。医師やスタッフと意見を合わせて説明するべき」と言われた。問題点を出した学生Bは不満げだった。

学生Bがすっきり納得し，ほかの学生にも患者とのかかわりの仕方の理解が広がるカンファレンスにするため，あなたならどんな運営をするだろうか。

第6章 臨床指導者・教員のためのカンファレンスの要点

　筆者(杉野)は，この事例のポイントを「このような患者さんへの応対はどうすべきか」におき，ロールプレイングを取り入れたカンファレンスを提案した。患者との応対を実際に行ってみて，そのあと話し合ってもらうのである。

　まず筆者が患者役になり，学生Bに「老人ホームに入ったほうがいいか，1人でいまのまま暮らしたほうがいいか，どう思いますか」と問いかけると，学生Bはそのときのことも思い出して自分なりに答えた。

　少しやりとりしたあと，今度は筆者が学生を演じ，学生Bに患者の役を演じてもらった。私は患者の思いや不安を聞き取るようにつとめ，「それで患者さんとしては，どうしたいのですか」と問うと，患者役の学生Bは，実に妥当な，この患者が言いそうな答えを出したのである。

　ロールプレイングのあと，「では，いま気づいたことをグループで話し合って」とカンファレンスに展開した。グループは，学生として聞く姿勢をしっかりもっていれば患者が答えを自ら出すのだ，という気づきを得た。学生Bも何と答えるかではなく，いかに聞くかが大切だとわかったようだ。

　患者の自己決定の大切さは知識として知っているから，やりとりを体験すればそこに結びつく。さらに肺炎の病態生理がわかっていれば，この72歳の女性が1人暮らしを再び選択したとしても，早めに体の異常に気づいて医療機関を利用できるように助言できるはずだ。患者の気持ちを聞くことと，助言したり答えたりすることはどちらも大切で，安易に聞けばよいのではないこと(何を聞き，何に対して話すかの区別)がわかってもらえたカンファレンスになったようだ。

学生，臨床指導者，教員の合同研修の効果

◆臨床指導者と教員を交えたカンファレンス

　カンファレンスの技法訓練を学生だけでなく，臨床指導者や教員も参加して一緒に行うといっそう効果がある。20年近くにわたり，3年生の4月に1日研修を手伝う機会をいただいていた加古川市看護専門学校の例を紹介したい(同校は，2008年3月，残念ながら閉校となった)。

事例12　TA理論を使ってカンファレンスでの行動を考える

　加古川市看護専門学校では，3年生の4月，実習中心の日々が始まる前の時期に，教員も交えてカンファレンス訓練を行う。いままでの授業や実習でグループワークやカンファレンスを何度も体験しているので，そのおさらいをしながら，理論で補強していくのが目的。教室を実験場として，「この場」と実習場で体験したことから，気づきを広げることができる。

　TA(交流分析)理論〔→p.152〕を使って，「なぜカンファレンスで自分はそのように行動するのか」を理解できるようにしている。TA理論は，コミュニケーショ

ン理論としてもパーソナリティ理論としてもすぐれているので，学生はカンファレンスをしながら，いまここで起こっていることや，している行動と理論を結びつけて気づいていく。

また，学生が世話になる実習病院の数が多いので，指導者を招待してともに学ぶ場にしている。小グループに先輩ナースが入り，実習に行く前の学生の不安に応えるカンファレンスもできる。指導者にとっては学生を知るチャンスにもなり，患者との出会いのときに必要な社会的スキル(接遇など)を伝えることもできる。情報や知識がしっかりしていないと質の高い内容は望めないことを学生もわかっているので，指導者に勉強の方法を聞くカンファレンスをするグループもある。

なお，このカンファレンスは1日かけて行う研修である。午後のコーヒーブレイクでは，学生が指導者に飲み物をサービスしながら関係を深めたり，気軽に質問したりしている。よいグループになるのには時間も必要なのである。

◆教員と臨床指導者の合同カンファレンス

次に，教員と指導者の合同カンファレンスを行っている例を紹介する。

この会議は病院・施設と学校との間で調整を目的に開かれることが多い。教員と指導者の交流を通して人間関係やチームワーク醸成や相互啓発のためにも行われる。定例化していくためには出席者の確保も大切である。

進め方として，筆者が提案した「司会者のための10か条」を基につくられた「臨床指導者会議で教員が司会をするときの10か条」(高橋弘子氏作成)を紹介する(表6-4)。

カンファレンス技術の上達を

カンファレンスの技術を訓練すれば，カンファレンスに対する感情の変化(カンファレンスは「いやだ」から「おもしろそうだ」へ)，思考(理論の活用，データベースのつくり方や問題解決技法を使って考えていく)や，行動の変化が生まれる。研修で行動の仕方がわかると，効果的な行動がとれる。わかればやれるし，やっているうちにコツもわかり，だんだん上手になるものである。

臨床実習に行くと学生たちはさまざまなことを感じ，考える。それらはポジティブなものもネガティブなものもあるが，いずれも成長の糧にしていくことだろう。しかも，カンファレンスにおいては臨床指導者や教員，師長や参加スタッフのかかわり方によって，ネガティブなものを緩和することが可能だ。

先に紹介した国立病院機構横浜医療センター附属横浜看護学校の1年生の例〔→p.161〕でも5日間の実習終了後，「スッキリしていないことがある人は？」と問うと，5～6人の学生が手をあげた。

第6章 臨床指導者・教員のためのカンファレンスの要点

表6-4 臨床指導者会議で教員が司会者をするときの10カ条

1	定刻となりましたので,始めます。私は司会の○○です。○○を担当しております。よろしくお願いします。(司会者の自己紹介)……**スタートの合図**
2	出席の方々をご紹介いたします。(司会者が紹介。または各自の自己紹介)……**出席者紹介**
3	資料の確認をいたします。○種類・○枚ありますでしょうか。(資料名を読んで確認する)……**資料の確認**
4	今日の議題はAとBの2つです。Aについては,○○を決めるところまでいきたいと思います。Bについては,情報共有のための意見交換をしたいと思います。時間は○時までです。(ねらいを明確にし,会議の全体像を共有する)……**議題を確認**
5	Aの課題について,小グループに分かれて話し合うという進め方はいかがでしょうか。Aの課題について,ほかに意見はありませんか。○さん,いかがですか。(具体的に提案して意見を求める。指名して意見を求めるなど,課題によって意見の求め方を変える。工夫する)……**意見を求める**
6	このことについて工夫した体験をおもちの方,紹介してくださいませんか。(実習場の特長を把握しておき,意見交換のなかに取り込む) そうなんですか,もう少し聞かせてください。(情報に意味をもたせる相づちなど,加点する聞き返し方をする) ……**意見を深化・拡大する**
7	時間はあと○分です。もっと話し合っておくことはありませんか。……**時間の管理と確認**
8	○○と決定いたします。とりあえず(いつまで),これで試してみることにしましょう。では,次の課題に移ります。……**決定する,決定の確認**
9	貴重な情報の提供で,○や○の有益な話し合いができました。ありがとうございました。(会議参加の充実感をつくり出す)……**感謝・お礼**
10	時間がきましたので,これで終ります。記録は来週中にお送りいたします。(記録の処理方法) 次回は○○です。(いつ,何を,を明らかにする)……**閉会** 皆様,お疲れ様でした。

(高橋弘子:実習施設との調整,看護教育 40(8),p.425,1999 を一部改変)

❶指導されたが十分理解できず,知的にスッキリしていない場合。
❷気持ちがモヤモヤしている,引っかかっている場合。

「スッキリしていないこと」には,この2種類がある。❶の場合は,どの点が理解できていないかを聞いて正しい知識や情報の提供が必要である。

❷の場合は,その場でカタルシスを目的にしたカンファレンスをしたい。4～6人のグループに分かれて,「実習でおびえたり,不安になるのはどんなときか」をグループワークの議題にするとよい。さらに「カンファレンスでなぜ黙ってしまうのか」という議題も学生の反応や状況を知り,指導者や教員が対策を考える手がかりを与えてくれる。

このように学生たちのかかえている課題や疑問を取り上げ,どんどんカンファレンスをしていく。その実践のなかで,学生は「あっ,このやり方はうまくいく」と気づき,また仲間の支援を受ける経験がほかのメンバーを支える力を生み出し,よい参加者となっていく。

身近で共通して関心のある議題をすくい取っていくセンスが指導者にあれば,発言することは楽しいと学生は感じていく。関心のあることだから,感じ,考えるのでその人の言葉が生まれる。発言を受け入れ,反応する雰囲気があれば,胸のうちのものが言葉として出てくるだろう。

第7章 師長のためのカンファレンスの要点

　世の中は非常に速いスピードで動いている。刻々と状況が変わり，さまざまな情報が飛びかう。病院も厳しい経営課題を突きつけられている。師長も自分の部署のことだけを考えていればよい，ということではいられない。

　師長の世代交代もある。助言し合ったり，つらい気持ちを共感し合う場も必要だ。だから月1〜2回のペースの師長会では間に合わない。しかし，会議のために部署を離れる時間が長いのも困る。師長には任された部署の仕事のほかに，教育や業務に関連した委員会もある。グチを言っても課題が減るわけではない。ならば，ここは会議の運営上手になって乗り切ろう。

　特に部署での，スタッフとの日々のカンファレンスは業務の遂行，スタッフの能力開発や動機づけに欠かせないコミュニケーションの場である。師長として有効に使いたい時間である。

会議の目的を明確に

　師長や看護部長といった上位者が会議の冒頭で長々と自分の見解を述べたあとで，「皆さん，活発に意見をお願いします」と呼びかけたとしよう。参加者は活発に意見を出すだろうか。参加者は心の中で押しつけられたと感じているか，「もう答えが出ているのに，いまさら何を私たちに求めるのよ」とか，「また始まった。私たちの意見，聞く気もないのに」と沈黙の世界に入り込んでしまうのではないだろうか。

　上位者が議題などを提案するときは自分のなかで目的をはっきりさせ，明確に意思表明することが大切である。

　さて，会議の目的は次のどれだろうか。

- すでに決定していることを受け入れてほしい。
- 決定しているが，この決定をどう感じているか知っておきたい。反応が知りたい。
- 決定しているので，あとは実施の方法など具体的なアイデアがほしい。
- 決定していないが，腹案はあるので，これを皆に検討してもらいたい。
- 決定していないし，腹案もない。自分も討論しながら決定していきたい。自分の意思決定のために，この場を使いたい。

- 会議の参加者に自由に討論し，決定してもらいたい。自分は情報提供役に徹する。
- すべてお任せする。結果の報告のみでよい。私は出席しない。
- 師長会を師長の相互啓発の場として使いたい（師長学習会）。

師長会の運営

◆会議に必要な準備とマナー

　師長会の運営について考えてみよう。たいていの病院では，2週間に1回程度，90〜120分の師長会が運営されているのではないだろうか。その時間で内容のある話し合いをするためには，議題提案者の会議での目的が明確になっていて，参加者もそれについて事前に準備をしていることが大切である。

　そのとき，報告だけが延々と続くようでは充実した会議にはならない。また，時間が守られないのも不評を買うだろう。さらに，それぞれの師長が，患者やスタッフのそばから離れられる時間はどれだけあるのだろうか。それに比べて，実施されている師長会の時間は長すぎないだろうか。人の集中力は1時間を超えると落ちてくるため，効率よく会議を進める必要がある。

　活発に意見が出る会議にするためには，ふだんからメンバーが交流するチャンスを数多くつくっておくことも大切である。師長室（看護部長や副部長が常時いる部屋）は，師長たちが1日に1度は立ち寄ってワイワイガヤガヤとコミュニケートできる場所になっているだろうか。

　また，メンバー全員がブレーンストーミング〔→p.102〕やKJ法（発想法）などの技法を身につけていて，会議のなかで使いこなせると便利である。研修などに参加して積極的に学ぶチャンスをつくろう。

　ほかの仕事の時間を割いて会議に参加しているのだから，その間は討論に集中して会議が有意義なものになるようにしたい。そして，時間を守り，積極的な参加者になることは最低限のマナーである。

◆議題の選び方

　議題提案者は，取り上げる問題を何にするか，焦点を絞ろう。どの課題は個人で決定できるのか，どの問題は衆知を集める必要があるのか，を明確にして会議にかけるかどうかが決まる。

　師長会の議題（アジェンダ）の選び方として，H病院N看護部長の方法を紹介する。簡単で，すぐにマネをして効果が上げられるのでおすすめだ。

❶師長会のためのクリップを準備しておく。情報がほしい，情報を共有したい，伝達しておきたい，各部署の状況が知りたい，意見がほしい，アイデアはないかしらなど，師長会にかけたい事柄は何でも思いついたときにメモする。メモは，まとめて師長会用のクリップにはさんでおく。

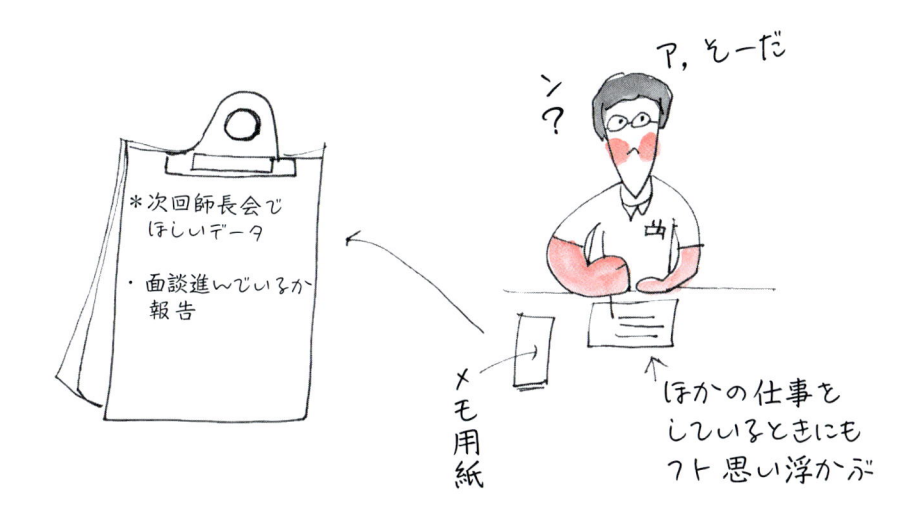

❷師長会の前日か当日,内容によってグループに分けるなど,メモを1枚ずつ読み直して分類する。
❸話し合いの展開も考えて順序よく並べてみる。自分の個人思考や個人決定ですむものなど,会議にかけなくてもよいものを除き,集団思考や集団決定を必要とするものに焦点を当てていく。
❹必要度の高いものから議題に入れる。

このクリップ活用と同時に,これらのメモと関連した資料を思いついたら(これもメモしておく),準備しておく。「だから,師長会のアジェンダを決めるのは簡単!」と,余裕のあるNさんだった。

◆効果的な師長会のために

師長会に関してよく聞く批判は,次のような事柄である。
❶伝達や連絡だけに終っている。
❷オープンに率直に話し合われず,沈黙を押し通す人がいる。そのくせ終ってからゴチャゴチャ文句を言う。
❸情報が伝達されても,関心のないことや自分の気に入らない情報はスタッフにきちんと伝達していない。
❹自分のスタッフの力量に応じて言葉を補って伝えているが,情報にゆがみの出ることがある。
❺「私が言っているんじゃないけどね」「これは看護部が言っているんだけど」と前置きして責任逃れをする。自分も会議のメンバーであるのに,自らの責任を回避した言い方をするので,スタッフに重要性が伝わらないことがある。
❻会議中,病棟から電話がかかって席を立ったり,しょっちゅう呼び出される師長がいて,ほかのメンバーも何となく落ち着かない。

第7章 師長のためのカンファレンスの要点

　これらの批判をムダにせず，効果的な師長会にするために，それぞれの批判には次のようなアドバイスをしよう。

　まずは❶について。情報共有や情報交換は師長会の大切な機能であると同時に，批判の対象にもなっている。つまり，文書などほかの方法もあるのに会議の場を使っているからである。文書を読まない人がいることや，口頭のほうが微妙なニュアンスを伝えられるなどの理由から，読めばわかることにまで時間を割いているので，情報の明確化や検討に使うべき時間が短くなっている。

　各部署や委員会で収集した情報については，誰もが見られるように資料や一覧表などにしておくべきであろう。それをしないで師長会でもう1度情報を得ようとして，時間のムダになっていることはないか。あるいは師長よりもスタッフのほうが情報をもっているのに，師長がそれを集約・整理して持ち寄らないために，的はずれで不完全な情報収集となっていることはないだろうか。

　❷〜❺は師長1人ひとりの対人態度や生きる姿勢，コミュニケーションのクセがその原因だ。それぞれが自己への気づき，他者との関係への気づき，状況への気づきを鋭くすること。もし，他者のこのような態度・様子に気づいたら，勇気をもってフィードバックすること。それができないときは少しでも会議の内容をよくする工夫をしよう。いかによい参加者になるかがカギである。

　師長会でも問題解決法のステップを使ってみよう。情緒的，ムード的に話すより，事実やデータを活用し，情報を収集し，それを分析して問題の原因をつきとめるというようにステップごとに話をつみ上げていくと，問題が明確になり，アイデアが出しやすくなる。司会者がアイデアをつのるときは，メンバーはブレーンストーミング〔→p.102〕のルールを守ること。それでも否定的な発言をするメンバーには再度ブレーンストーミングの意義を伝えよう。そして，アイデアが出つ

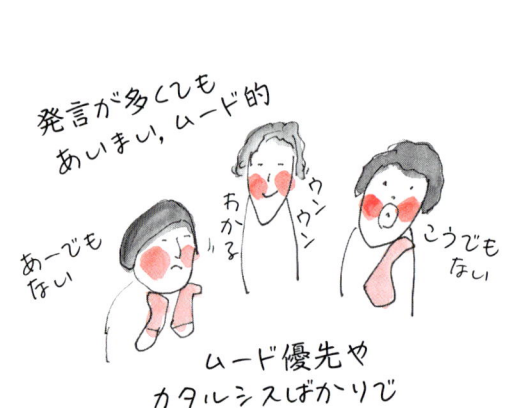

発言が多くても
あいまい，ムード的

あーでも
ない

わかる

ウン
ウン

こうでも
ない

ムード優先や
カタルシスばかりで
盛り上がっても
問題は解決しない

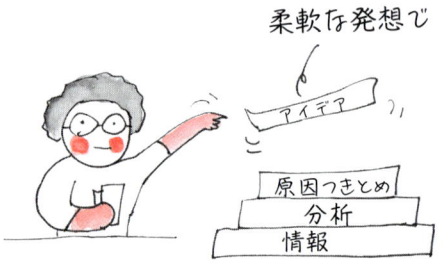

柔軟な発想で

アイデア

原因つきとめ
分析
情報

ステップごとに話を
つみ上げていく司会を
行動計画では あいまいな表現でなく
具体的な表現で

くしたところで批評を加えていくこと。例えば，このアイデアを取り上げるとしたらほかの問題を生まないか，人間関係や費用のことも考える必要がある。

❻に対しては，よほどの緊急事態でない限り，電話をかけないように部署のスタッフに伝えておくこと。師長不在中に起こる事態に対して管理的視点で対処できるように，ベテランナースを日頃から訓練しておこう。どこまで権限委譲するのかを明確にしておくことも必要である。

看護部長の役割をチェック

看護部長がトップとして会議を運営するとき，自分自身の個人的な動機はないか，次のような観点でチェックをしよう。

❶「他部門との交渉や対応で味わうさまざまな人間的感情を，部下の師長たちにわかってもらいたい」という動機で運営していないか(無意識にねぎらいを求めていないだろうか)。

❷トップとして決定するとき，困難さや責任の重さ，混乱などを伴うことが多い。当然トップが決定しなければならない課題なのに，それを会議にかけていないか(「皆で決めたのだ」という逃げ道を無意識に準備していないか)。

❸単なるおしゃべりや息抜き，カタルシスの場になっていないか。ふれたくない話題を無意識に避けたり，シビアな課題から逃げて，ムードだけの会議になっていないか。「あのドクターには困ったものね」「こんなに次々と退職者が出るの，なんとかしなくっちゃ」と提案されるが，問題解決的な討議として深まっ

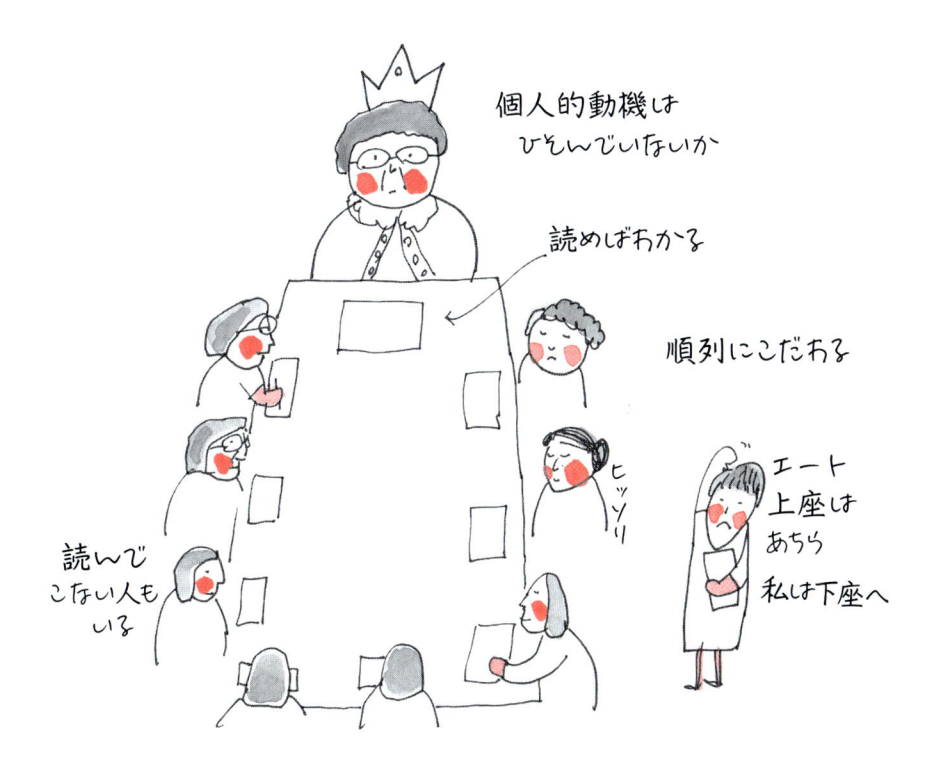

❹会議を開いていれば安心という気持ちで，準備もなく安易に開会していないか。単に開かれているだけで習慣的，惰性的な「アドリブ会議」に終始していないだろうか。

❺トップの権威を守るための会議になっていないか。無意識のうちに部下にプレッシャーをかけたり，序列，席順などにこだわっていないか。

❻本来の目的から逸脱しているのに気づいていないことはないか。

❼会議のねらいや議題はトップだけが知っていて，メンバーは会議に出席して初めて知らされる。このようなとき，トップとして何もかも牛耳っていたいという動機が隠されていないか。

❽自分の都合で時間を遅らせたり，急にキャンセルしたり，といったムラはないだろうか。特に定例会議は多くの人たちがスケジュールのなかに組み込んでいる。トップは気まぐれだとメンバーが感じると，トップへの信頼も失われていく。

❾次々と会議を増やしていないか。本当に開く必要性と価値があるだろうか。1つ増やすなら，その代わりに1つ削れるかどうかを検討してみたうえで踏み切るくらいの心構えで。何といっても会議には時間が必要であり，ほかの人々の時間を拘束するということを意識しておこう。会議が終ったときにどれだけの実りがあるかをイメージしてみるのもよいだろう。

❿いつも全員を集めようとしていないか。他職種を巻き込めているか。本当に必要な人が参加しているだろうか。逆に，けむたい人をはずしていないだろうか。

師長会の新しいスタイル

◆毎日，必要なときに行う師長カンファレンス

師長会は，必ずしも決められた曜日，時間だけに行うものではない。小集団活動を取り入れ，自由な発想で師長会を運営し，効果を上げている例を紹介しよう。

飯田市立病院(長野県)の師長会は，多くの病院のように月何回の会議という従来の考え方とはまったく違う発想で運営されている。師長会議ではなく師長の小集団活動を実践しているので，日々カンファレンスが行われるのだ。

師長の日々のスケジュールは，
❶師長室に出勤→各所属部署へ
❷師長室で昼食・カンファレンスに参加(ランチョン・ミーティングのスタイル)
❸各所属部署→師長室(必要な人と短いカンファレンス)→帰宅
となり，1日3回は師長同士が師長室で顔を合わせることになる。定例化された師長たちのカンファレンスのほかに，絶えず「必要ならカンファレンス」ができて

飯田市立病院の師長室

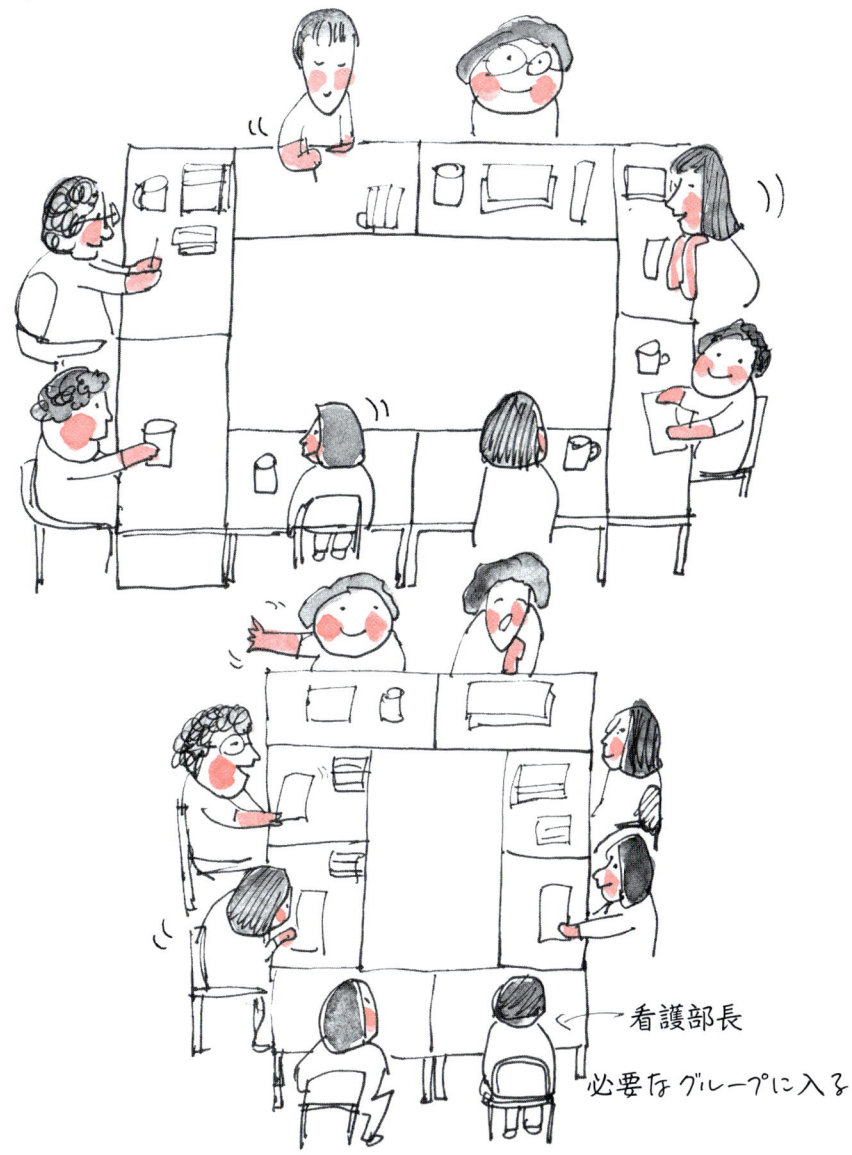

看護部長
必要なグループに入る

いるのは，師長室と机を確保し，対面集団になるよう師長室がレイアウトされているからである。

毎日師長カンファレンスを行う利点を，この方法を発想した松島令子さん（前飯田市立病院看護部長）は次のように言う。

- リアルタイムに情報交換が行える。
- 看護師長自身が決定場面に参加しているので，スタッフへの説明が的確に行われ，実践にリーダーシップを発揮できる。
- 組織感覚を育成できる（他部署の情報を知る→看護部全体で考える習慣ができる）。

表7-1　師長の小集団活動と委員会活動をリンクさせたスケジュール

〇：師長の小集団活動，●：委員会活動

曜日（時間）	内容
月(12：45〜13：15)	●委員会報告（基準・感染防止）
火(12：45〜13：15)	〇アクシデント・インシデント報告
水(12：45〜13：00)	主任会・主任補佐会報告
木(12：45〜13：15)	●委員会報告（安全・アメニティ）チーム会
金(12：45〜13：15)	●委員会報告（教育・記録） 〇アクシデント・インシデント報告

　単に院内情報の共有や他部署からの求めに応じて話し合うのではなく，小集団で課題を年間目標として掲げ，成果を上げている。この事実は自発性のある新しい師長会のスタイルとして，示唆に富んでいる。

◆師長の小集団活動と委員会活動のリンク

　上述の飯田市立病院の事例で，もう1点注目したいのは，師長の小集団活動が委員会活動とリンクしていることだ。院内委員会も看護部の委員会もあり，連絡や検討事項がめじろ押しなので，週間スケジュールを決めて行っている（表7-1）。

　師長は看護単位の看護の責任者にとどまらず，病院運営にかかわる委員会も含め1人4〜5つの役割を担い，業務を果たさなければならない。そんな重圧を師長の小集団で支え合う。新任師長は特にサポートされることだろう。

　頻回なカンファレンスのなかでチーム目標が達成され，悩みを分かち合い，手薄な部署に応援を出して支えるなど，実績を上げるとともに人間関係を維持している。従来の師長会の概念はこの看護部の師長たちにはないようだ。看護方式として選択している固定チームナーシングから学んだ小集団活動のメリットを師長会に応用しての実践は，掲げるチーム目標を達成していくという，確実な成果を上げている。

委員会活動の機能を見直そう

　委員会活動という名のカンファレンスは，必要だから設置されてはいるものの，数が多すぎて何とかしたいと思っている人は多い。

　果たして，その委員会は本当に機能しているだろうか。委員会は事実の発見，調査，問題解決などを目的に設置され，運営される。異職種で構成されることが多い。一定の範囲の責任を負うことが，委員会の使命や役割を決める。問題解決のための会議を開くなら，その委員会の目標は明確に決められ，達成されなければならない。

　参加者も会議のリーダーも全員がカンファレンスの生産性に責任を負う自覚をもっているだろうか。司会者はメンバーの情報や経験，判断を引き出そうとして

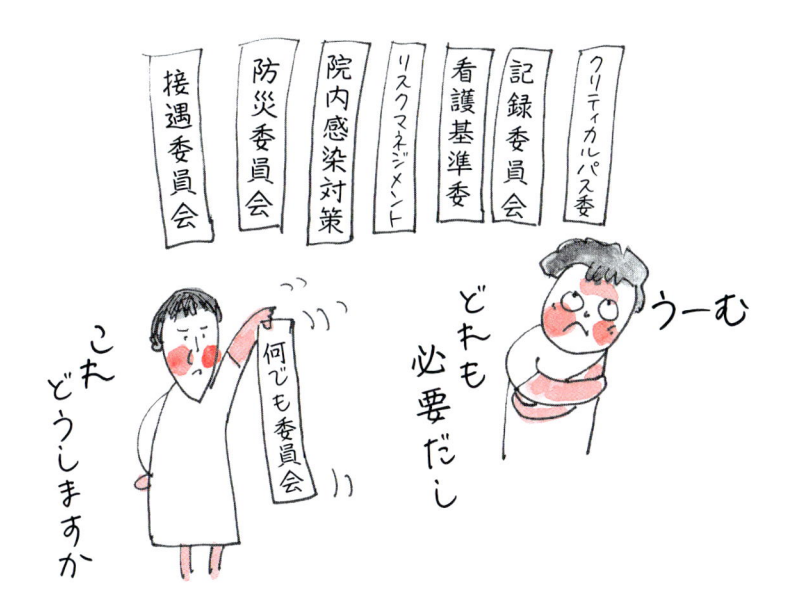

いるだろうか。そのためにはメンバーの能力，背景，立場などを，よく理解しておくことが必要である。

　委員会の活動はナースが職場で行うカンファレンス同様，❶情報交換，❷問題解決，❸啓発，❹参加して得た充足感による動機づけ，❺実践のための行動計画の決定，❻専門分野からの助言といった機能をもっている。委員会活動は一定の範囲の責任を負うことがはっきりしている。ここで得た諸情報や決定は，組織全体に報告される。

　一方で，委員会に対する批判も出てくる。委員会に出席するために病棟を離れるスタッフがいる(その人の仕事をカバーしなければならない)，時間外に行うのでつい長引く(早く帰りたい)など，新たな問題も発生する。委員会をリストラしたい，スリムにしたいと考える人も，実際に委員会1つひとつの「各論」を検討してみると，やはりやらなければ，という総論になってしまう。

　委員会の「棚卸し」をするのならば，次のような観点で委員会の現状を見直してみよう。

- 委員会の使命，設置目的(法令によるものとそうでないもの)は明確か。
- それぞれの委員会の取り組むべき課題は明確か。
- 委員の人数は適当か。人選は妥当か。委員への動機づけはなされているか。委員は役割を自覚して参加しているか。
- 時間や回数は適切か。
- 意思決定した事項は末端まで周知され，実行されているか。また，その状況が委員会にフィードバックされているか。
- 委員会の運営はうまくいっているか。委員数が30人前後になるようなときの進め方や，大人数での話し合いの工夫がなされているか。
- 委員長・副委員長のリーダーシップや権限の明確化がなされているか。

質の高い委員会活動のために

各種委員会の参加者は，通常業務をこなしながら委員として活動するため，負担も大きい。とはいえ，必要だから設置された委員会なのだから，十分な成果を上げたい。そのために，以下のようなことに留意しよう。

◆メンバーの選定と把握

- 委員の選出方法を決め，委員を選ぶ。リーダー(委員長)を決める。
- 委員会の目的，目標を明確にし，メンバーに役割の自覚を促す。委員会の性格，理念，なすべき課題を共有する。
- メンバーのキャリア，経験・知識・スキルを把握し，活用する。
- 必要なら専門分野からの助言のできる人に出席してもらう(院内にもたくさんいるはず)。

◆委員会に向けた準備

- 情報や状況把握ができる資料づくりをする。事前に配布するなら全員がよく読んで出席する。
- 会議のスケジュールの提示や検討，日程調整などをルール化する。
- 会場の確保，メンバーへの連絡も忘れずに。
- 記録の確保と各部署へのフィードバックの方法を考える。各部署で検討されたことが委員会へ，そして委員会と現場を情報が行き来すること。

◆質の高い討論のためのポイント

- 必要に応じて問題解決技法を活用する。
- いま何が最も重要な関心事なのか，課題なのかに常に焦点を当てた運営をする。
- メンバーはお互いに違った意見を出し合い，他人の意見を聞き合っているだろうか。リーダーはそこに注意してほしい。また，無視されている人はいないか，発言の特に多い人，発言のまったくない人・少ない人は誰か，誰が誰に影響を与えているのか，などを把握する。
- 必要ならば，メンバーの誰かにサブグループのリーダーになってもらい，リーダーの権限を一部委譲するとよい。また「次回に報告してください」などと宿題にしたり，司会や進行を代わってもらうのもよい。
- 意思決定が必要なときは，あいまいにしない。そのためには事実やデータ，資料を活用し，具体化や数値化をはかることが必要である。

◆意思決定のためのリーダーの役割

- 話し合いはできれば合意にもっていきたい。合意という意思決定は時間がかかるが，会議の後味はよい。メンバーに活気が出てくる。

- 意見の相違，利害の対立，葛藤は起こりうることとしてリーダーは受容し，かつ委員会全体を許容的，非審判的な雰囲気に導く。
- 対立する意見は，お互いが相手の立場を理解しようとしながら自説を述べているのか，自説にしがみつこうとしているのかをよく聞いて，必要ならば介入する。多くの場合，対立した意見は抑えるよりも，討論を進めるエネルギーにしていくほうが多様な見方や考え方が出てきて，会議は盛り上がる。
- 意見の対立や葛藤を話し合いによって乗り越えることがメンバーの成長のステップだと考えること。安易な妥協の道を選ぶよりも，意見の違いや少数意見を尊重して話し合いをしていくと健全な結論に導かれやすい。
- リーダーは，人の意見をよく傾聴し，意見の対立を恐れない態度をとること。するとメンバーも意見を表明することに勇気と自信をもつものだ。討論のなかで否定的な意見が出ても耳を傾け，感情が表出されても攻撃と受け取らないこと。メンバーが感情を抑制して，それが内面でくすぶっているほうが，あとになって問題が大きくなることが多い。

◆活気のある委員会

- 会議に参加しているとメンバー間の相互信頼が増し，健全な相互依存，協力関係が芽生えてくる。それによってメンバーの自発性が高まり，自信をもつ。リーダーもメンバーに権限を委譲しやすくなるので大きなリスクを負うという不安，ストレスが少なくなる。
- リーダーがメンバーの個性や能力差をプラスに活用していくと，メンバーは違った意見を尊重し合い，自分の意見も大切にするようになる。
- リーダー自身も自由に発言したり，介入できるようになる。役割分担がますます柔軟になる。
- 会議の雰囲気が最高潮に達すると，一見リーダーがいないように見える。リーダーレスのようで，実はリーダーフルの状況になっている。そうなると，生産性はさらに上がってくる。
- お互いにフィードバックし合う。感謝やねぎらいなど，肯定的な反応がメンバーからどんどん出てくるようになる。
- メンバーもリーダーも深い一体感を味わうことができる。ここで生まれた情報や結果を，この委員会に参加しなかったほかのメンバーたちに分かち合おうとする。

公開討論のいろいろ

　本書で取り上げたのは，主に病院や学校のなかで行われるカンファレンスである。このほか，聴衆の前で行われるカンファレンス(討論)にもさまざまな方法がある。カンファレンスの目的や，参加者・聴衆の人数などに応じて，適した方法を選ぼう。

シンポジウム(symposium)

　語源は古代ギリシャ語の酒宴，饗宴，ともに(シン)酒を飲む(ポシス)。ギリシャ・ローマ時代，酒宴や饗宴のあとで行われる知的な談論をいった。

　ある特定のテーマについて，そのテーマのもついくつかの側面から，公開でそれぞれがあらかじめ用意したスピーチをする討論会。3〜5人の意見発表者(シンポジスト)が順に整理された情報提供を行う。前の人の発言も聞いて，準備した内容に少し調整を加えながら発言してもよいが，決められた時間を守ることが大切。共通のテーマをそれぞれ専門の立場から話してもらう。

　例えば，「医療事故防止」をテーマに，医師，ナース，薬剤師，理学療法士など，各職種がそれぞれの専門領域から問題提起，現状分析，方向づけをする方法もある。また，同じテーマを新人ナースAさん，プリセプターBさん，エキスパートナースのCさん，師長Dさんと，同じナースでも違うキャリアや立場から発言してもらい，座長は医療事故対策室長E医師，などという構成もある。

シンポジウム・フォーラム(symposium forum)

　シンポジウムのあと，聴衆も討論に参加して，質問したり，意見を述べ合う討論会をシンポジウム・フォーラムという。フォーラム(forum)とは，ラテン語の「広場・公開場」から，公開討論の場を意味する。予定された討論や講義が終わったあとに聴衆全員が参加して，質問や発言，意見交換が行われる。聴衆同士の討論もあるが，基本的にはシンポジストとの間で行われる。フォーラムの第1の目的は教育，啓発にある。この聴衆同士や聴衆とシンポジストとの討論は，シンポジウムでのシンポジストの発言によって刺激され，問題意識を揺さぶられ，動機づけられていると活発になる。

　進行役(座長)は，時間管理の工夫をすること。シンポジストの発言を逐一要約すると，わずらわしいうえにムダに時間を費やす危険がある。自説を述べる必要もない。進行役であることを忘れないで，状況をつかみながら必要な介入をすること。「今日は4人のシンポジストの興味深い情報提供や問題提起と，会場の皆様の熱心なご参加により，事故防止を深く考える機会になりました」など，簡単な謝辞を述べ時間どおりに終える。

　公開討論の1つであるシンポジウムをよく開くが，シンポジウムだけで終わるか，そのあとにフォーラムを入れ，聴衆を討論に巻き込むかは検討すべき課題である。一般に，一方的な情報提供よりも聴衆参加のほうが教育や啓発の目的を達成しやすい。

パネルディスカッション(panel discussion)

　パネルとは，ラテン語の「pane・布切れ」からきていて，四角い枠の一区切りの意。

聴衆の前で予定された3～5人が，特定の問題を取り上げグループ討議をする方法。この討議のメンバーをパネリストという。ほかに司会役1名（コーディネーター）。

会場の聴衆もフロアから意見を述べ，パネリストと討論すると，パネルフォーラムになる。初めの60分をパネルディスカッションにして，そのあと聴衆の参加を促すなど，展開方法を工夫するとよい。

会場が大きいときは，パネリスト1人ひとりに，ハンドマイクやピンマイクなどの用意が必要。パネリストがお互いに意見を交換し，テーマを深めていくのが目的だから，1人ひとりが順に発言しておしまいにならないように司会者が上手にはたらきかける。司会者は壇から下りて，フロアを自由に歩きながら聴衆の参加を促してもよい。

また，先にバズ法〔→p.160〕を用いて参加者全員が小グループで討議し，各グループの代表者がパネリストになるやり方もある。このときパネリストは，自分のグループの意見を中心に，個人の見解を述べればよい。

フィルム・フォーラム（film forum）

映画やビデオなどを見たあとにグループ討議をする方法。フィルムの選択，上映時間（15分が最もよい。1時間もかかるものは不適）中にフィルムを見ながら必要ならメモがとれるように明かりの工夫をするなどが必要（メモがとれ，フィルムも見やすい程度に）。

見終ったあとに，参考になったことや自分の考えと違う点などのテーマを進行役が出すのもよい。接遇，救急法や看護技術など，目で見ると理解しやすいものに活用すると効果的である。

セッション（session）

集団でする一定期間の活動・集い。1つのテーマについてグループ学習を進める際の一区切りの集会のこと。

ポスターセッション（poster session）

模造紙に発表したい内容を書いて所定の場所に貼り出し，発表者がそのそばにいる。参加者は関心のあるポスターのところで，その発表者と質疑応答をして，発表内容の理解を深める。発表者（グループ）が多数で時間内に無理なときに採用されることが多い。

ポスターセッションは何時～何時と時間を指定しておき，時間が終了すれば発表者はその場から去ってよい。足を止める人がいなければ，隣のポスターの発表者とディスカッションしてもよい。ポスターを媒体として相互啓発することがねらいである。実物や写真を活用するなど，訴求力のあるポスターをつくって，ポスターの前に立ち止まってもらう工夫をしよう。立ち止まって関心をもってくれた人からも学ぼうという姿勢で発表者が対応すると，ディスカッションが深まっていく。対面のやりとりが活発になると相互に親しみもわき，口頭発表にない楽しさ，おもしろさ，親近感が得られる。

おわりに

　カンファレンス研修を手伝うときに，ナースや学生さんたちが本書第2版を手にしているのを見ると，うれしさとともにもっと役に立つ内容にしたいとの思いが強くなった。

　第2版が出て14年たつ。基本的なカンファレンスの考え方は変わらないものの，この間の研修で参加者と一緒に実施してみて効果的だった進め方や，ナースや学生さんたちから得た情報や意見を取り入れたので，第3版はさらに実践に即した内容になっていると思う。また，カンファレンスを道具にして看護実践の質を高めている看護部や病棟の実例をできるだけ紹介させてもらった。

　カンファレンスの実施方法に「これでないといけない」というものはない。病棟編成もいつ変わるかわからないご時勢である。ねらいをはっきりさせ，制約や状況に応じて柔軟に進めればよい。本書で取り上げた病院でも，明日，カンファレンスの方法が変わるかもしれない。しかし，いまヒントとして有効なら使わない手はない，の精神で。

　本書をお読みくださった皆さんの施設でも，必要に応じて，必要な人と，カンファレンスを実施しているはずだ。ゴールを共有するために，それぞれの立場からカンファレンスに参加することは，チーム医療ではすでに日常的になっているだろう。

　①患者に責任をもって継続した質の高い看護を実践する，②看護スタッフのやりがい感や自己実現をめざす，③看護スタッフの育成（教育）とその成果，を目的にする固定チームナーシングで看護を提供する部署のナースたちは，チーム会，リーダー会，日々のカンファレンスをとても大切にしている。そのなかで，受け持ちナースはカンファレンスの価値を十分認識している。能力差のある受け持ちナースをチームで支えるためにもカンファレンスは不可欠になっている。

　このような臨床現場の動きを見聞するたびに，もはやカンファレンスが目的になることはなく，上質の看護サービスを効果的に提供するために当たり前のように行われていることを再認識する。そこでの適切な情報，暗黙知や文献（形式知）の活用，多彩で異なった発言が出てくるのびのびした雰囲気の確保——これらは参加者全員の責任だ。

　学生さんのカンファレンスでは，まず教員や指導者と1対1の人間関係の土台が築かれていることを期待する。教員や指導者のほうからチャンスを見つけて，オープンで率直なコミュニケーションをもつこと——気軽に声をかけたり，名前を覚えて呼ぶなど，当たり前のことを自然体で行ってほしい。新卒ナースには不必要な緊張を強いることのないよう，配慮が必要なことは言うまでもない。

カンファレンスがうまく運営できない，時間が取れない，集まれないなどと否定的な側面を語るよりも，ナースが折にふれ，患者や家族と話し合いをもっている事実に目を向けてほしい。できることから，できる方法で，どんどんカンファレンスを習慣化していくことが大切だ。2〜3人で自然な形で話し合っていた，実はカンファレンスをやっていたんだと気づいたら，そこで生み出された情報やアイデア，結論など，必要なことを記録し，その場に居合わせなかった人にも共有しているかをふり返るだけでも一歩前進である。

　デッサンの訓練も受けていない素人の杉野が2色刷りの力も借りて，怖いもの知らずの大胆さでイラストを描かせてもらった。楽しんでいただけるとうれしい。

2008年9月

杉野　元子